ニュートン式
超図解
最強に面白い!!

ダイエット

はじめに

ダイエットがむずかしい理由の一つは，体重が私たちの想像よりも，ゆっくりとしか変化しないからではないでしょうか。そのため，「○○ダイエット」などの手軽でまちがった方法を，つい試してみたくなってしまいます。

ダイエットは，正しい方法で行えば，必ず体重を減らすことができます。食事の量をどれくらいにすればいいのか，栄養素はどのようなバランスでとればいいのか，どんな運動をどれくらいすればいいのか。ダイエットにまず必要なのは，正しい方法を知ることです。そしてその正しい方法を着実に行うことこそが，ダイエットを成功にみちびくのです。

本書は，健康的にやせられる正しいダイエットの方法を，ゼロから学べる1冊です。“最強に”面白い話題をたくさんそろえましたので，どなたでも楽しく読み進めることができます。どうぞお楽しみください！

ニュートン式
超図解 最強に面白い!!
ダイエット

イントロダクション

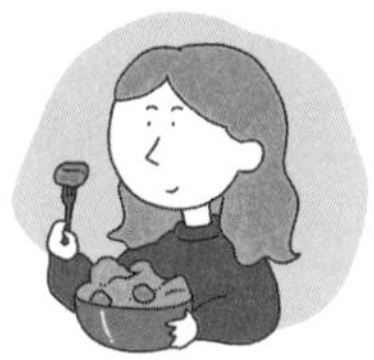

1. やせる前に，肥満を知ろう

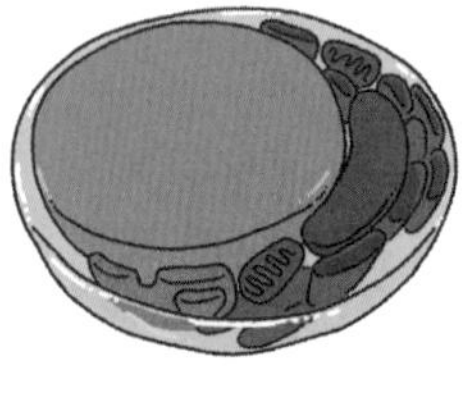

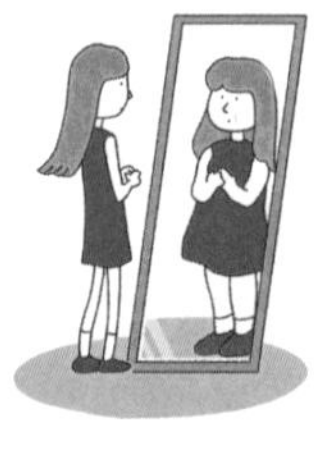

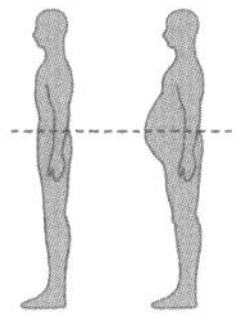

2. やせるために，栄養素を知ろう

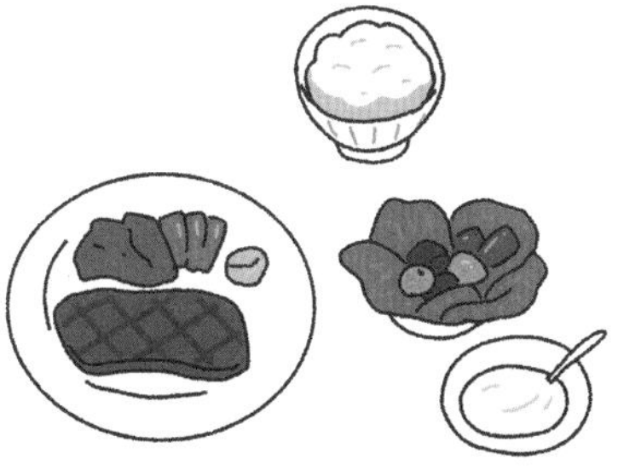

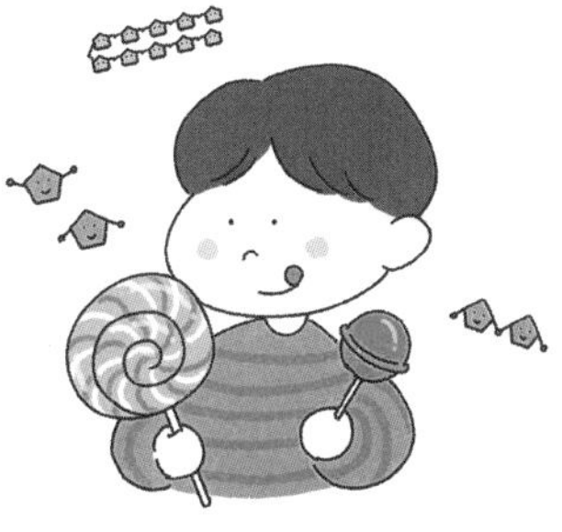

脂質

ビタミン

ミネラル

3. やせるために，正しく食事しよう

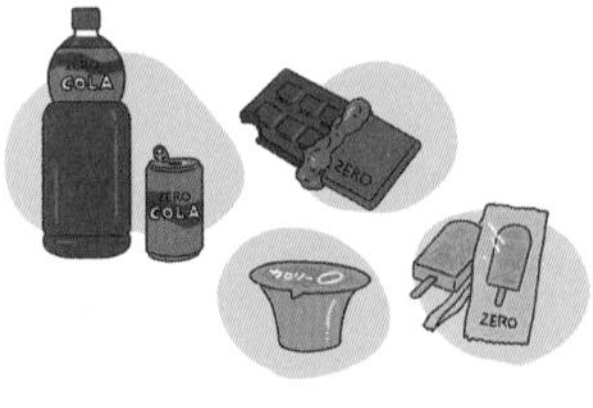

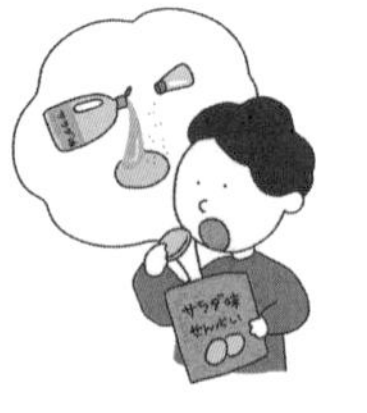

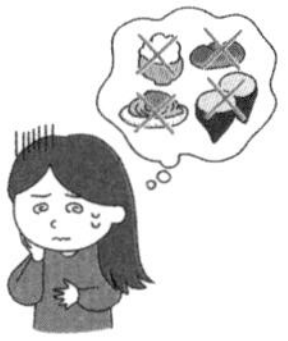

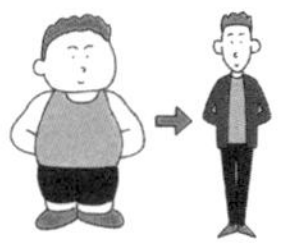

4. やせるために，正しく運動しよう

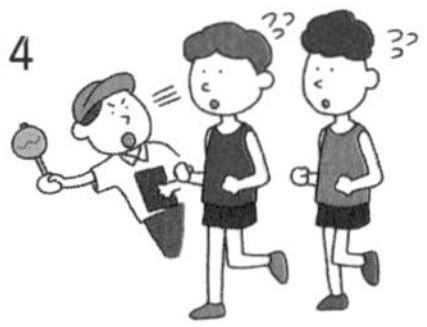

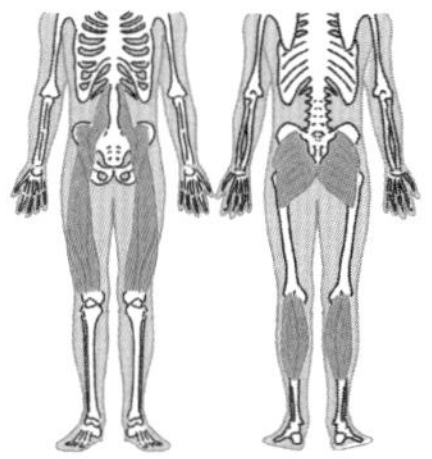

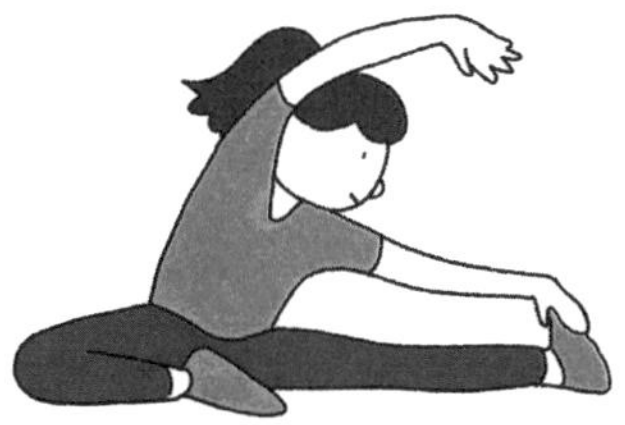

イントロダクション

私たちは，なぜ肥満になるのでしょうか。イントロダクションでは，肥満になるしくみと，ダイエットの大原則を紹介しましょう。

1 飢餓にそなえるしくみが，肥満を生みだす

余ったものを，「脂肪」としてたくわえる

かつて，人類が狩猟や採集によって食糧を得ていた時代，食糧を確保することは簡単ではありませんでした。場合によっては，何日間も食事をとれないことがありました。**そういうきびしい状況を生き抜くために，人類は食事で消化吸収した栄養素のうち，余ったものを「脂肪」として体にたくわえるしくみを発達させました。**そして十分な食糧が確保できないときに，体にたくわえておいた脂肪を分解して利用してきました。これは人類に限ったことではなく，多くの動物に，似たようなしくみがそなわっています。

食糧事情が好転しても，急に変えられない

余った栄養素を脂肪として体にたくわえる人体のしくみは，人類の生存にとても役立ちました。ところが現代においては，このしくみが人類を苦しめています。食糧が比較的容易に手に入れられる先進国を中心に，肥満がまん延しているのです。

食事の量が多すぎると，余った栄養素が脂肪としてどんどんたくわえられてしまいます。人体が長い時間をかけて進化させてきた飢餓に対抗するしくみは，食糧事情が好転したからといって，急に変えることができないのです。

狩猟・採取の時代の人類

狩猟・採集の時代の人類は，食糧がいつでも手に入るとは限りませんでした。そのため，余った栄養素を体の中にたくわえておくことが重要でした。

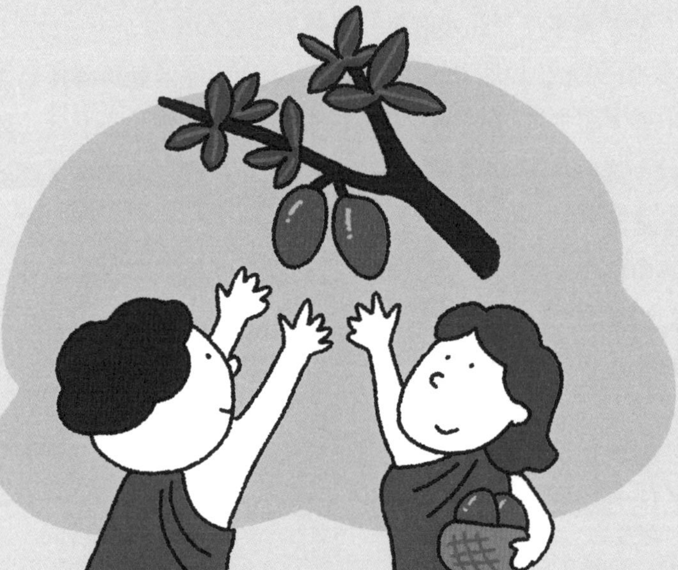

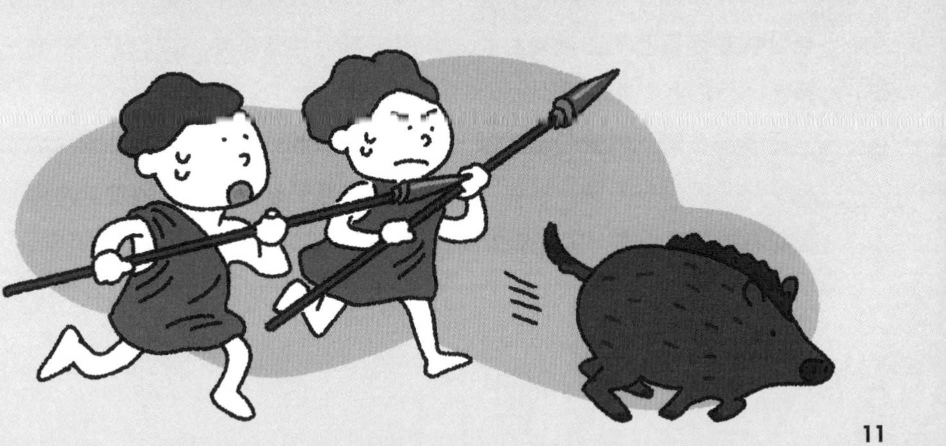

2 ダイエットの大原則，摂取エネルギー＜消費エネルギー

体重の増減は，バランスで決まる

私たちが食事で消化吸収した栄養素がもつエネルギーは，「摂取エネルギー」といいます。一方，私たちが生命活動の維持や運動などで消費するエネルギーは，「消費エネルギー」といいます。**体重の増減は，この摂取エネルギーと消費エネルギーのバランスによって決まります。**

食事の量が多いと，摂取エネルギーが消費エネルギーよりも多くなり，栄養素が余ります。そして余った栄養素は，脂肪として体にたくわえられ，体重を増加させます。これが，太るということです。

不足した分，脂肪が分解される

一方，食事の量が少ないと，摂取エネルギーが消費エネルギーよりも少なくなります。そして不足した分のエネルギーは，体の脂肪を分解することでおぎなわれ，体重を減少させます。これが，やせるということです。

このように，体重の増減は，摂取エネルギーと消費エネルギーのバランスによって決まります。**肥満を解消するには，摂取エネルギーが消費エネルギーよりも少なくなるようにする必要があるのです。**

体型の変化

体型の変化をえがきました。摂取エネルギーが消費エネルギーよりも多くなると，体重は増加します。摂取エネルギーが消費エネルギーよりも少なくなると，体重は減少します。

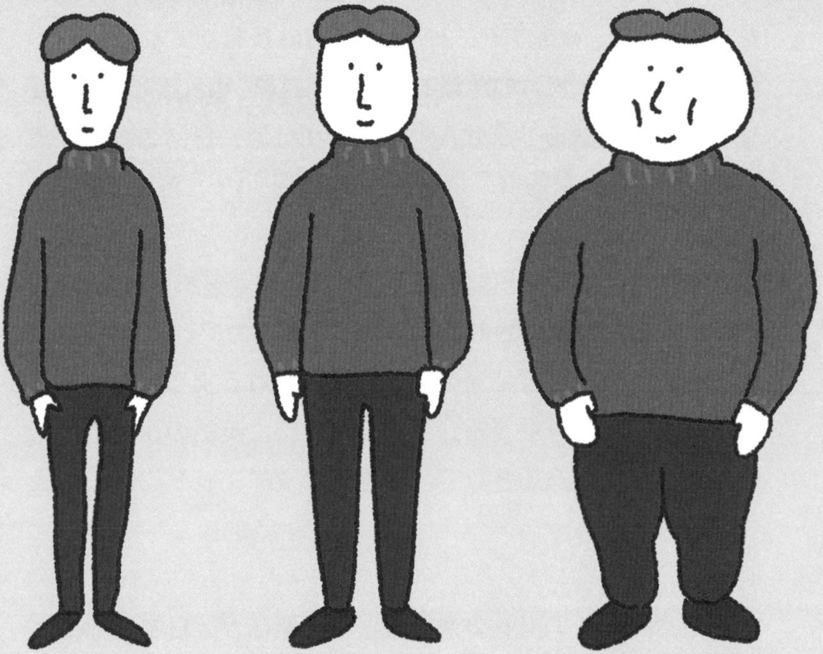

ダイエットをはじめたときの写真をとっておくと，成果を実感できるはずだ。

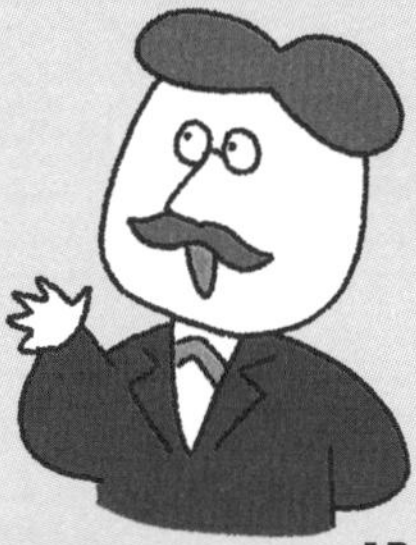

ダイエットは，英語で「食事」

日本語の「ダイエット」には，「食事の量を制限したり運動をしたりして，減量すること」という意味があります。**しかし，日本語のダイエットの語源となった英語の「diet」には，やせるという意味はありません。**英語のdietは，日常の食事や食べ物，食生活，食習慣，食事療法の食事といった意味です。

日本語のダイエットにやせるという意味が追加されたのは，アメリカの影響といわれています。アメリカでは，19世紀の末ごろから，食事と肥満の関係が注目されるようになりました。そのことが日本で紹介されるうちに，英語のdietにやせるという意味が追加されて，日本語のダイエットになったようです。

日本語のダイエットのやせるという意味が，日本で追加されたものだなんて，意外ですね。日本では，もともとの英語の意味を知っている人のほうが，少ないかもしれませんね。

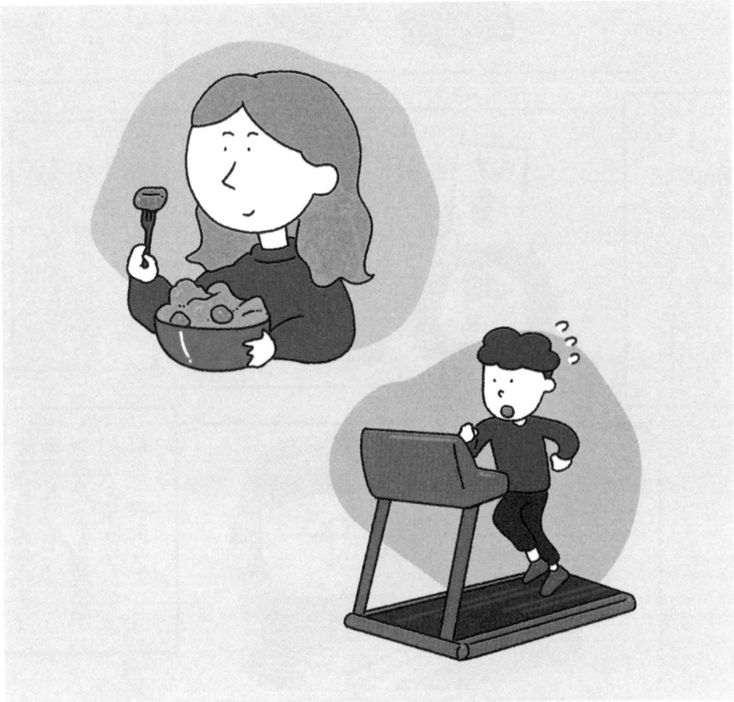

注：この本で使用するダイエットという言葉も，「食事の量を制限したり運動をしたりして，減量すること」という意味で使用しています。

糖尿病の専門医として活躍

ドイツの内科医のカール・
フォン・ノールデン
（1858～1944）は
ドイツのボンで生まれた

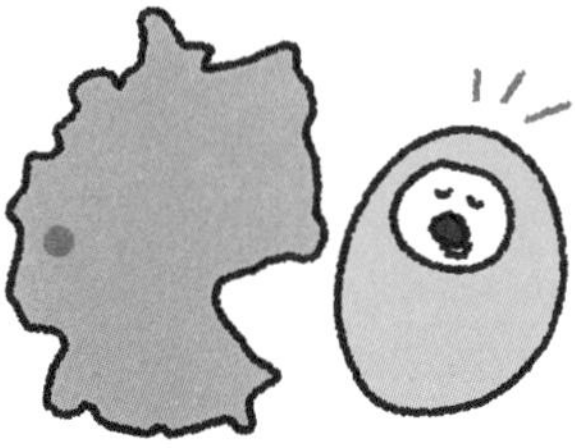

大学に入学すると
法律・哲学・数学を
学んだ

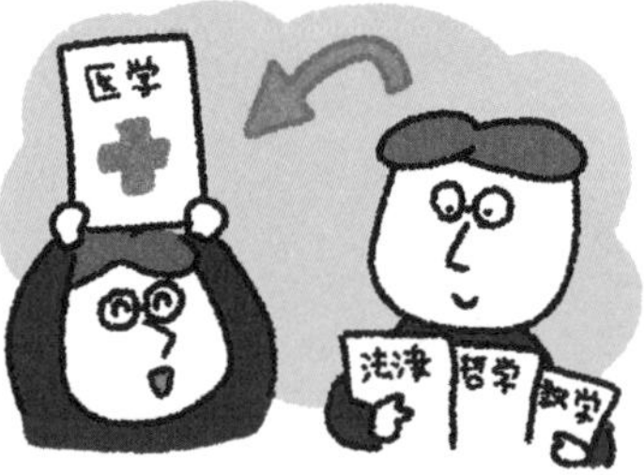

しかしすぐに医学に転向し
ライプツィヒ大学で
博士号を取得した

とくに代謝性疾患を
専門とし
糖尿病、消化器疾患、
肥満、栄養学など
幅広く研究を行った

糖尿病専門の
私立クリニックを
設立

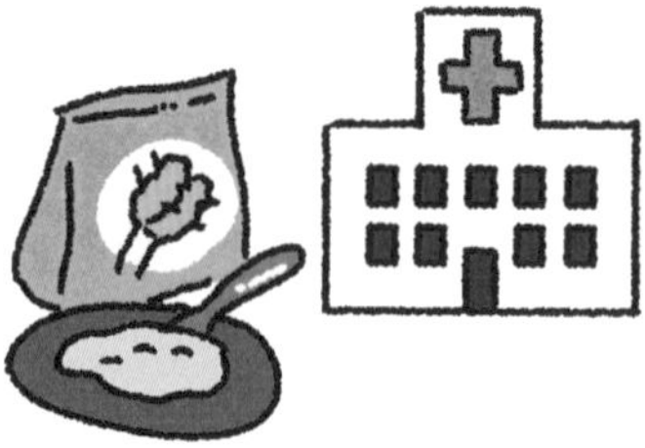

糖尿病患者の
食事療法として
オートミール食を
開発した

エネルギー理論を発表

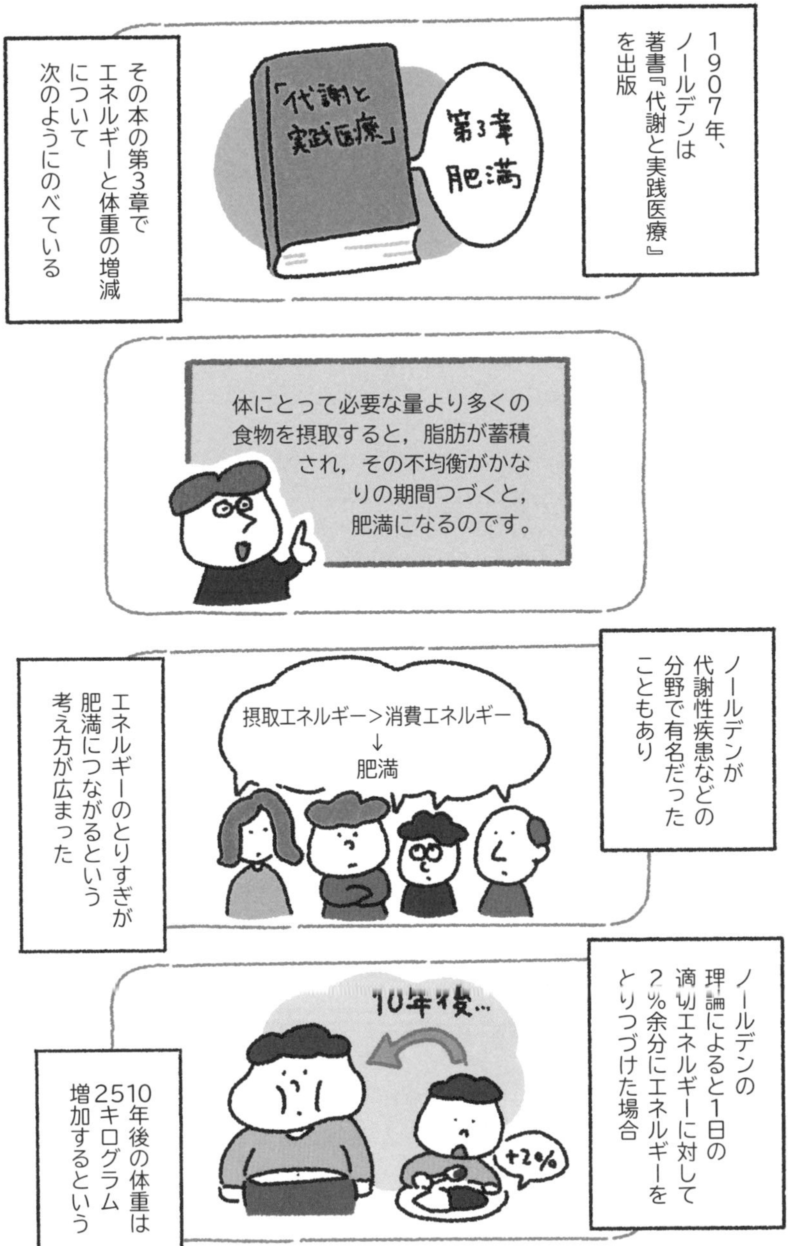
1907年、ノールデンは著書『代謝と実践医療』を出版
「代謝と実践医療」
第3章 肥満
その本の第3章でエネルギーと体重の増減について次のようにのべている
体にとって必要な量より多くの食物を摂取すると，脂肪が蓄積され，その不均衡がかなりの期間つづくと，肥満になるのです。
ノールデンが代謝性疾患などの分野で有名だったこともあり
摂取エネルギー＞消費エネルギー
↓
肥満
エネルギーのとりすぎが肥満につながるという考え方が広まった
ノールデンの理論によると1日の適切エネルギーに対して2％余分にエネルギーをとりつづけた場合
10年後…
+2%
10年後の体重は25キログラム増加するという

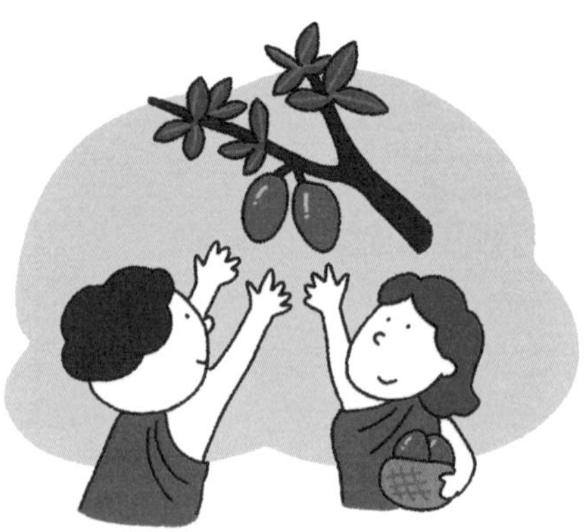

1. やせる前に，肥満を知ろう

ダイエットを行う前に，自分が肥満なのかどうかを知る必要があります。また，肥満の何が問題なのかを知れば，ダイエットのやる気が出ます。第1章では，肥満とは何かについて，みていきましょう。

1 肥満度が簡単に判明してしまう!!　BMI

「体脂肪率」の測定は，簡単ではない

肥満について語るには，肥満の程度をあらわす指標が必要になります。私たちが太るのは，体に脂肪が蓄積されるからです。その意味から考えれば，肥満の程度を示す指標としては，「体脂肪率」(体重のうちに脂肪が占める割合)がふさわしいといえます。しかし，体脂肪率を厳密に測定するのは，簡単ではありません。**そこで重宝されているのが，身長と体重の値を元にした「BMI(Body Mass Index)」という指標です。**

BMIの値が大きいほど，肥満の程度が高い

統計上，多くの人のBMIの値は，体脂肪率の値とよく対応していることがわかっています[※1]。このため現在，WHO(世界保健機関)や世界各国では，肥満の程度をあらわす指標としてはBMIを用いるのが一般的です。

BMIの計算方法は，体重(kg)÷{身長(m)}^{2}というものです。たとえば，身長160センチメートル(1.6m)，体重70キログラムの人のBMIは，70÷(1.6×1.6)＝約27.3です。BMIの値が大きければ大きいほど，肥満の程度が高いことを示しています。

※1：一流のスポーツ選手やボディービルダーなど，筋肉が多くて脂肪が少ない人は，BMIの値と体脂肪率の値が対応しません。BMIの値が大きくても，肥満ではありません。

BMIの計算方法

体重が同じで身長がことなる人のBMIの値を，計算しました。体重が同じで身長がことなる場合，身長が低い人のほうが，BMIの値は大きくなります。

$$\text{BMI} = \text{体重}(\text{kg}) \div \{\text{身長}(\text{m})\}^2$$

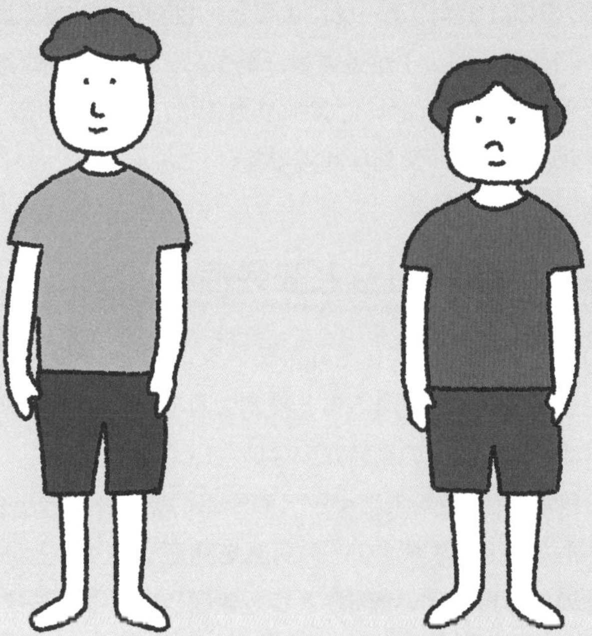

身長：180cm（1.8m）
体重：70kg

$\text{BMI} = 70 \div 1.8^2$
$= \text{約}21.6$

身長：160cm（1.6m）
体重：70kg

$\text{BMI} = 70 \div 1.6^2$
$= \text{約}27.3$

2 日本基準の肥満は，BMIが25以上

世界の成人の約13％が，肥満

WHOは，成人の場合，BMIの値が25以上の人を「過体重（overweight）」，30以上の人を「肥満（obesity）」と定めています。WHOの2016年のデータによると，世界の18歳以上の成人の約39％（19億人以上）が過体重，約13％（6億5000万人以上）が肥満だといいます。とくにアメリカでは，成人の約36.2％が肥満と推定されており，深刻な状況です。

日本人は，「糖尿病」などを発症しやすい

日本の場合，WHOの2016年のデータによると，BMIの値が30以上の肥満の成人は，約4.3％と推定されています。世界的にみれば，日本は肥満の成人の割合が少ないといえます。

しかし日本人は，欧米人にくらべてBMIの値が比較的小さくても，肥満にともなう「糖尿病」などの病気を発症しやすいといわれています。**そのため日本は，WHOよりもきびしい基準を独自に設定しており，日本肥満学会はBMIの値が25以上で肥満としています**※1**。**

※1：日本肥満学会は，BMIの値が18.5未満を「低体重」，18.5以上25未満を「普通体重」，25以上を「肥満」としています。さらに，肥満には程度による分類があり，BMIの値が25以上30未満は「1度」，30以上35未満は「2度」，35以上40未満は「3度」，40以上は「4度」に分類されます。

BMIの値とおなかの断面

BMIの値が22.1の人と，BMIの値が26.3の人の，おなかの断面の画像を示しました。BMIの値が大きい人ほど，皮下脂肪も内臓脂肪も増加する傾向にあります。

BMI＝22.1の人

身長：170cm
体重：64kg
分類：普通体重
ウエスト：78cm
内臓脂肪面積：65.5cm^2
皮下脂肪面積：63.6cm^2

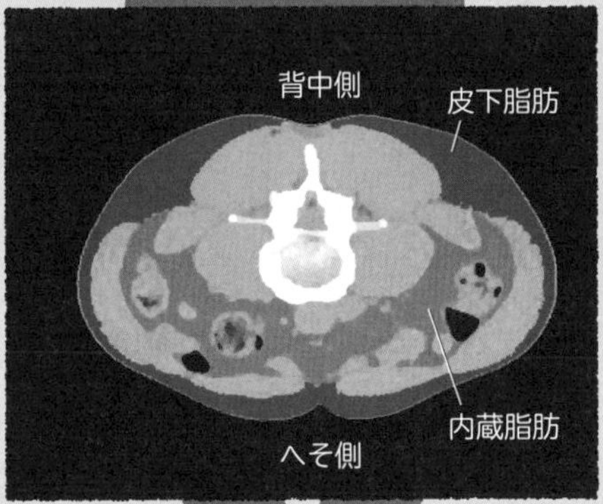

内臓脂肪，皮下脂肪ともに，ある程度存在。いずれの脂肪も食事がとれないときのエネルギー源となるため，ある程度はあったほうがよい。

BMI＝26.3の人

身長：170cm
体重：76kg
分類：肥満（1度）
ウエスト：85cm
内臓脂肪面積：147.1cm^2
皮下脂肪面積：134.5cm^2

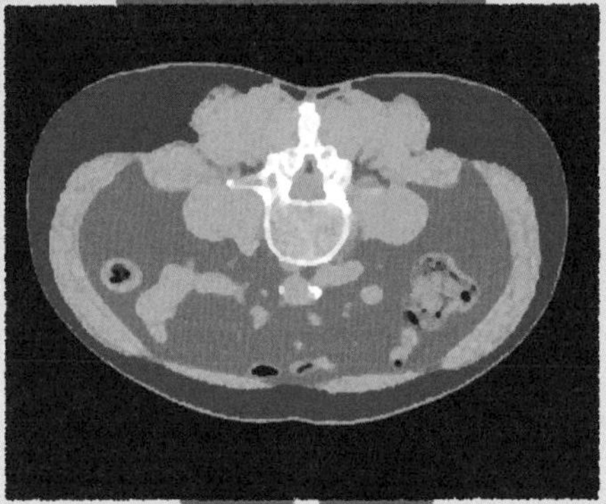

内臓脂肪，皮下脂肪ともに，かなり多い。内臓脂肪面積が100㎝^{2}をこえると，内臓脂肪がかなり蓄積した状態とされ，注意が必要。

注：内臓のCT スキャン画像は川崎病院による提供。脂肪面積の測定は，GE ヘルスケア社製の汎用面積計測ソフトウェア「Advanced Area Calculation」による。

3 BMIが大きくなるほど，病気もふえる

10種類の病気について調べた

BMIの値と病気の関係についての調査結果を，一つ紹介しましょう。右は，1987年に大阪市の職員を対象にして行われた健康診断の，約4000人分の結果を分析したものです。主な10種類の疾患や症状について，何％の職員が発症しているか，BMIの値ごとに調べました。**その結果，高血圧，肝疾患，高尿酸血症，脂質異常症（高脂血症），耐糖能異常の6種類の疾患については，BMIの値が高くなればなるほど，発症している割合も高くなる傾向がみられました**[※1]**。**

BMIの値が22のときに，病気が最少

さらにこの分析では，10種類の疾患のデータを統合して，各職員がいくつの疾患を発症しているのか，BMIの値ごとに平均値を求めました。その結果，BMIの値が22のときに疾患発症個数が最も少なくなりました。**この結果をもとに，日本ではBMIの値が22のときが最も病気の危険性が少ない「標準体重（理想体重）」とされ，また，肥満の基準値としてBMIの値が25以上と定められたのです。**

※1：肺疾患，上部消化管疾患，貧血については，BMIの値が低くなればなるほど，発症している割合も高くなる傾向がみられます。腎疾患については，BMIの値との関連は，明確にはみられません。

BMIの値と有病率

約4000人の健康診断の結果から作成した，主な10種類の病気の，BMIの値と有病率のグラフです。

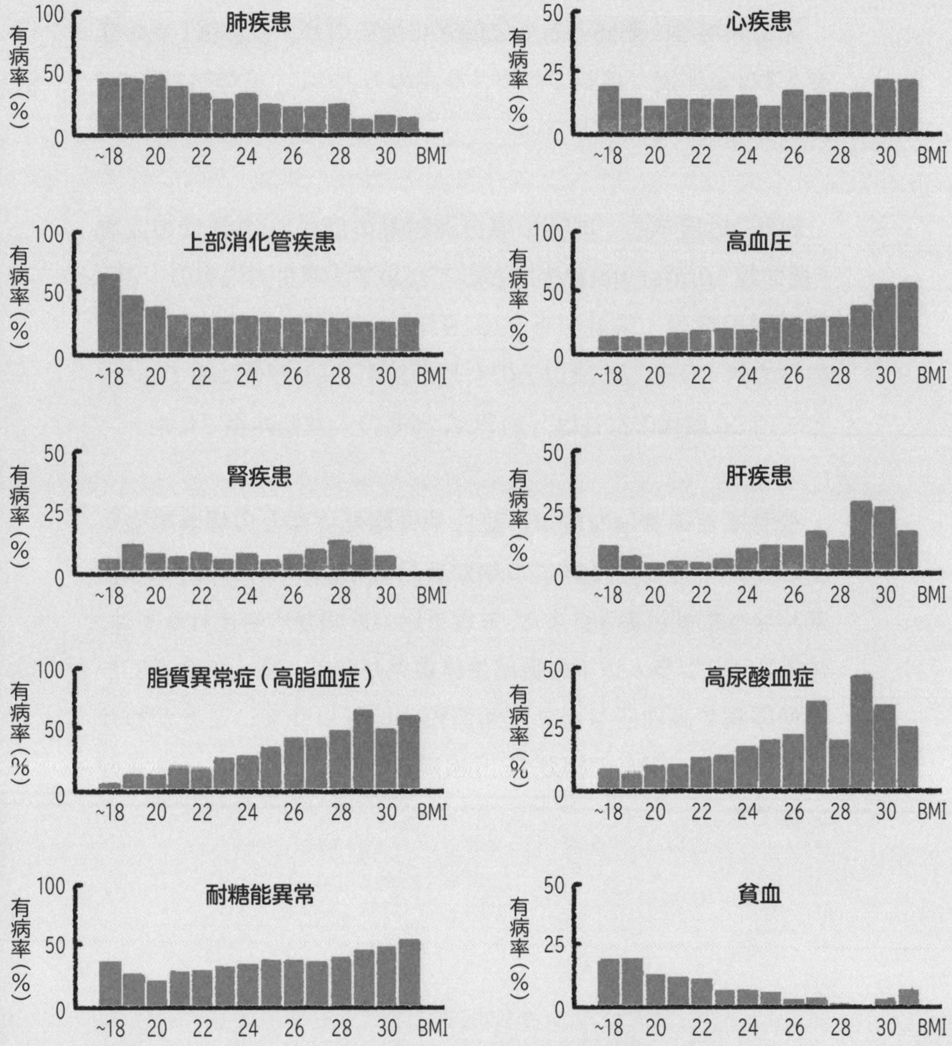

（出典：Tokunaga, K. et al.: Int. J. Obes., 15：1-5, 1991）

やせすぎ

人の体格で，肥満とともに問題になるのが，低体重（やせすぎ）です。 肥満が病気の危険性を高めるように，低体重もまた，病気の危険性を高めます。

WHOも日本も，成人の場合，BMIの値が18.5未満の人を「低体重（underweight）」としています。 厚生労働省の「令和元年国民健康・栄養調査（2019年）」によると，20歳以上の男性の約4.0％，20歳以上の女性の約12.9％が低体重でした。とくに20歳代の女性は，約20.7％もの人が低体重でした。

やせすぎの若い女性は，貧血や骨粗鬆症などの健康障害を引きおこしたり，不妊につながる月経不順や無月経になりやすくなったりします。 また，栄養不足の妊婦から生まれる子は，体重2500グラム以下の低出生体重児が多く，成人になってから糖尿病や高血圧などの生活習慣病になりやすいことがわかっています。BMIの値が18.5未満にならないように，注意が必要です。

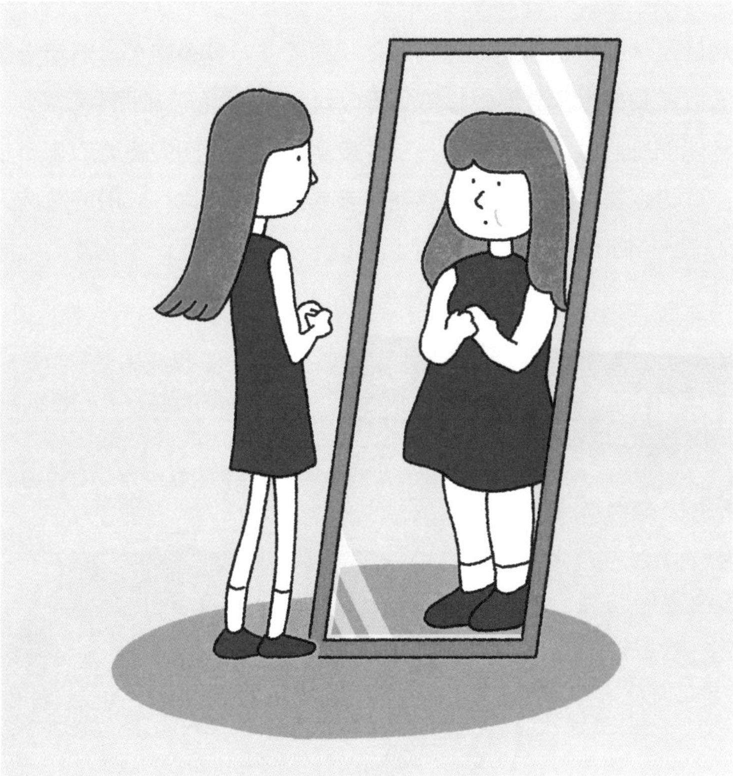

BMIの値が18.5以上25未満の人は，普通体重です。

4 脂肪でパンパン。肥満の人の白色脂肪細胞

脂肪を蓄積する貯蔵庫の役割を果たす

肥満は，体の中に脂肪を蓄積した状態です。**体の中で，脂肪を蓄積する貯蔵庫の役割を果たしているのが，「白色脂肪細胞」です。**

白色脂肪細胞は，内臓のまわりや皮膚の下，筋肉の繊維のまわりなど，体のさまざまな場所に存在します。その数は，一般的な成人で250億～300億個くらいです。丸い形をしていて，平均すると直

白色脂肪細胞

標準体重の人の白色脂肪細胞（A）と，肥満の人の白色脂肪細胞（B）を，同じ倍率でえがきました。

A. 標準体重の人の白色脂肪細胞

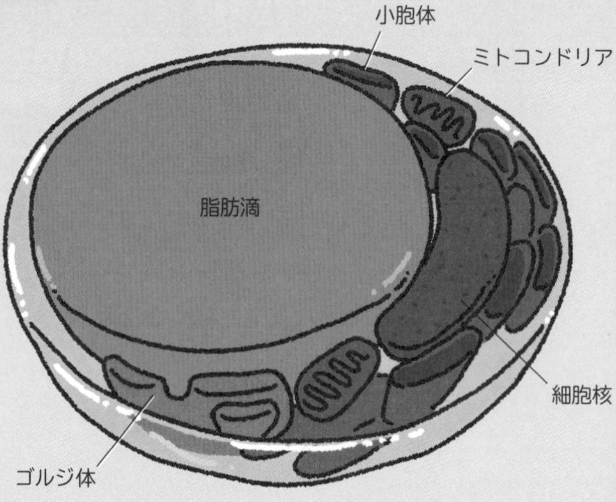

径約0.08ミリメートル程度の大きさです。白色脂肪細胞には，通常の細胞と同じように，「細胞核」や「ミトコンドリア」などがあります。しかし体積の大部分は，脂肪がたまった「脂肪滴（油滴）」です。

体積が，3倍くらいまで大きくなる

私たちが太る際には，脂肪滴がさらに大きくなり，白色脂肪細胞が限界までパンパンにふくれあがります。このときの細胞の直径は0.10ミリメートル程度，最大で0.13ミリメートルほどです。体積は，おおむね3倍くらいまで大きくなります。肥満の初期の段階では，白色脂肪細胞が大きくなることで脂肪の蓄積が進みます。さらに肥満が進むと，白色脂肪細胞の数もふえていきます。

B. 肥満の人の白色脂肪細胞

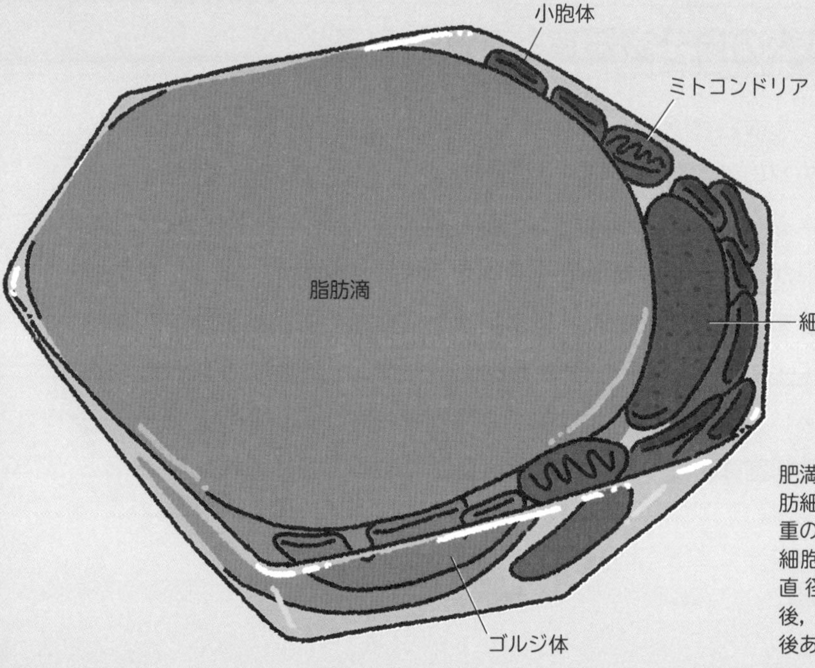

肥満の人の白色脂肪細胞は，標準体重の人の白色脂肪細胞とくらべて，直径で1.5倍前後，体積で3倍前後ある。

5 実は白色脂肪細胞は，ホルモンを分泌している

いそがしく操業する工場

肥満は，病気の危険性を高めます。しかし肥満になると，つまり白色脂肪細胞に脂肪が蓄積されると，なぜ病気の危険性が高まるのでしょうか。順番にみていきましょう。

白色脂肪細胞に対して，脂肪をただ単に貯蔵しているだけの静かな倉庫のようなイメージをもつかもしれません。しかし実際には，白色脂肪細胞は，いそがしく操業する工場です。**白色脂肪細胞では，さまざまな「ホルモン」などが製造され，出荷されています。**

体内最大の内分泌器官ともいわれる

たとえば白色脂肪細胞は，「レプチン」という物質を分泌します。レプチンには，食欲をおさえる効果などがあります。また，「アディポネクチン」という物質も分泌します。アディポネクチンには，血液中からのブドウ糖の取りこみをうながす効果や，傷ついた血管を修復する効果などがあります。ほかにも白色脂肪細胞は，「TNF-α」「レジスチン」「アンジオテンシノーゲン」「PAI-1」などの物質を分泌します。**このように多くの物質を生産していることから，白色脂肪細胞は，体内最大の内分泌器官であるともいわれます。**

分泌する白色脂肪細胞

さまざまな物質を分泌する，白色脂肪細胞をえがきました。

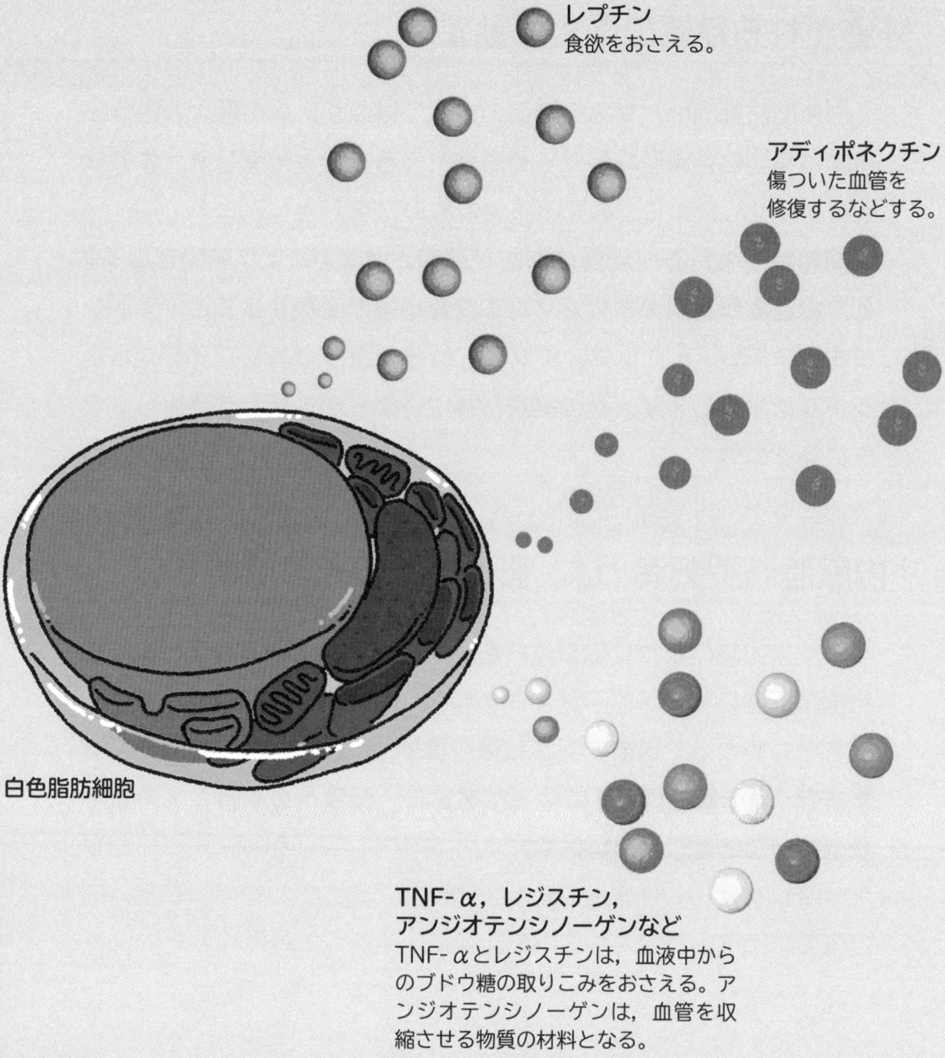

6 肥満で激変！　荒れる白色脂肪細胞

分泌される物質の量が変動する

白色脂肪細胞は，単なる脂肪の倉庫ではなく，体内最大の内分泌器官です。白色脂肪細胞から分泌される各種のホルモンは，体の機能を維持するために，必要不可欠のものです。

問題は，白色脂肪細胞に脂肪が蓄積される（つまり肥満になる）と，白色脂肪細胞から分泌される物質の量が変動することです。レプチンやTNF-α，レジスチンなどは分泌量が増加し，アディポネクチンは減少します。その結果，体にさまざまな異常が発生し，病気になるのです。

「内臓脂肪型肥満」は，影響が大きくなりやすい

とくに内臓のまわりにある白色脂肪細胞では，皮膚の下にある白色脂肪細胞にくらべて，さまざまな物質の分泌が活発に行われていることもわかっています。**これはつまり，内臓のまわりに脂肪がたまる「内臓脂肪型肥満」になった場合に，健康への影響が大きくなりやすいことを示しています。**

肥満で変化する分泌量

肥満になると，白色脂肪細胞から分泌される物質の量が変化するようすをえがきました。左側が標準体重の人の場合，右側が肥満の人の場合です。

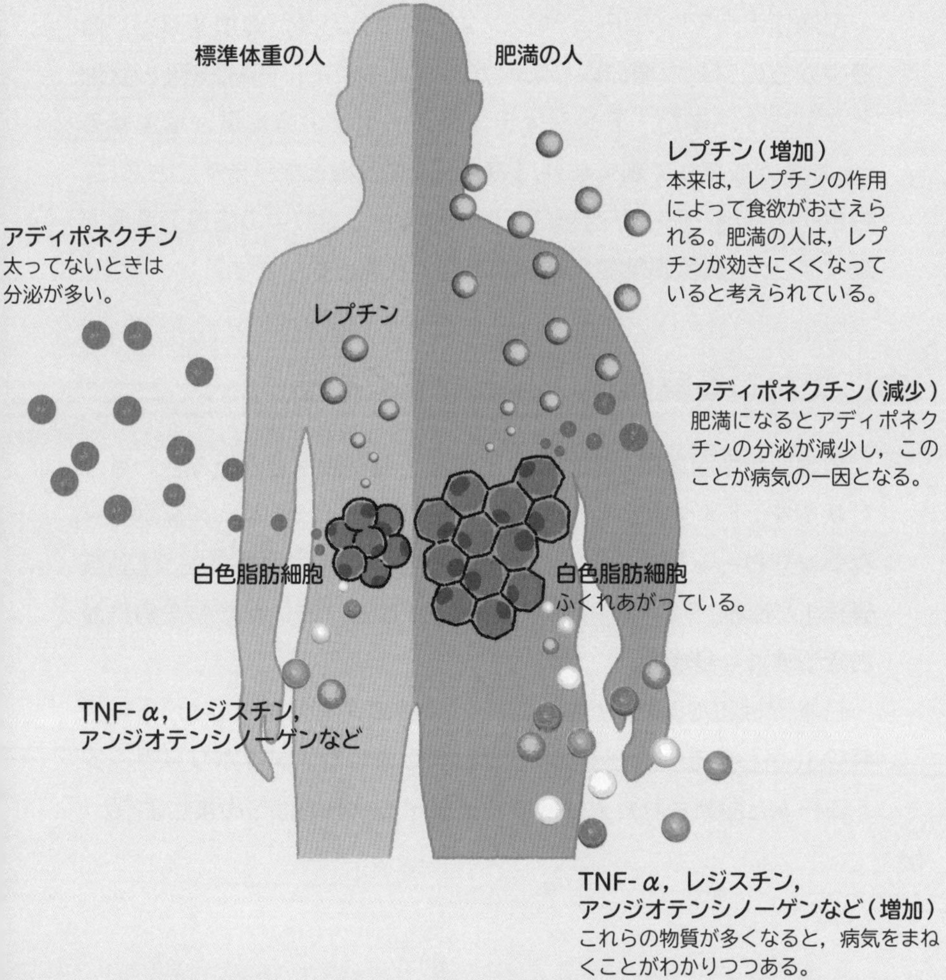

7 へそまわり85センチ以上で，最悪のメタボかも

肥満で「高血糖」「高血圧」「脂質異常症」に

肥満によって，TNF-αやレジスチンの分泌量が増加すると，血液中からのブドウ糖の取りこみがおさえられて，**「高血糖」**の状態となります。また，アンジオテンシノーゲンの分泌量が増加すると，血管が収縮して細くなり，**「高血圧」**の状態となります。さらに，白色脂肪細胞に脂肪が過剰に蓄積されると，血液中の脂質の濃度が高くなり，**「脂質異常症（高脂血症）」**の状態となります。

命にかかわる病気が，おきやすくなる

内臓脂肪型肥満に，高血糖，高血圧，脂質異常症が組み合わさった状態を，「メタボリックシンドローム」といいます。**メタボリックシンドロームになると，血管がかたくなって弾力性を失う「動脈硬化」が進み，「心筋梗塞」や「脳梗塞」など，命にかかわる病気がおきやすくなります。**

日本では2008年度から，40～74歳の人を対象とした，「特定健診」（いわゆるメタボ健診）がはじまりました。メタボリックシンドロームと診断された人は，すぐにダイエットをはじめましょう。

注：高血糖，高血圧，脂質異常症の原因には，肥満以外にも，ストレスや遺伝的要因などがあります。とくに高血圧は，食塩のとりすぎや喫煙も原因となります。

特定健診（メタボ健診）

メタボリックシンドロームの四つの診断項目と，腹囲をはかる位置を示しました。四つの診断項目のうち，腹囲を必須項目として，三つ以上あてはまるとメタボリックシンドローム，二つあてはまるとメタボリックシンドロームの予備群と診断されます。喫煙の有無なども，考慮されます。

診断項目		男性	女性	小・中学生
□腹囲　※必須条件		85cm以上	90cm以上	80cm以上 （小学生は75cm以上）
□血糖値（空腹時）		110 mg/dl以上		100 mg/dl以上
□脂質	中性脂肪	150 mg/dl以上		120 mg/dl以上
	HDLコレステロール	40 mg/dl未満		40 mg/dl未満
□血圧	収縮期（上）	130 mmHg以上		125 mmHg以上
	拡張期（下）	85 mmHg以上		70 mmHg以上

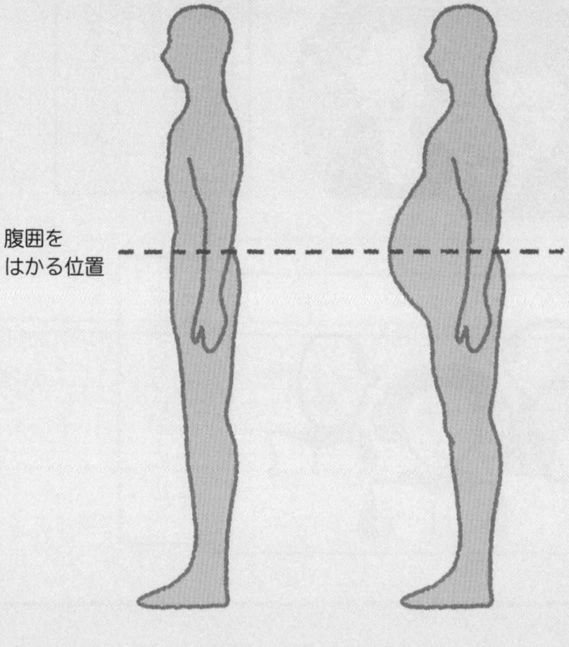

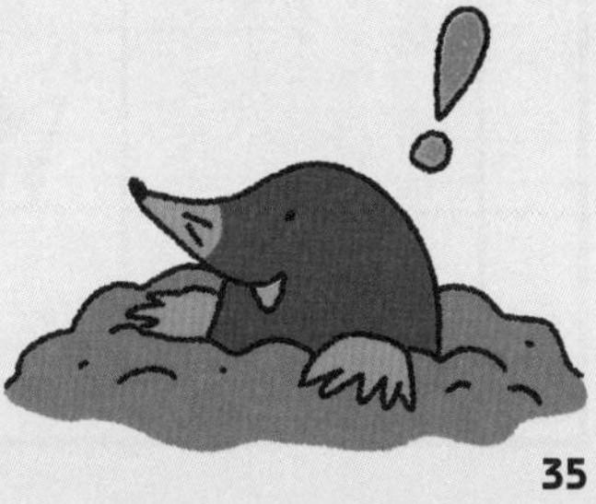

近代統計学の父

ベルギーの統計学者
アドルフ・ケトレー
（1796～1874）

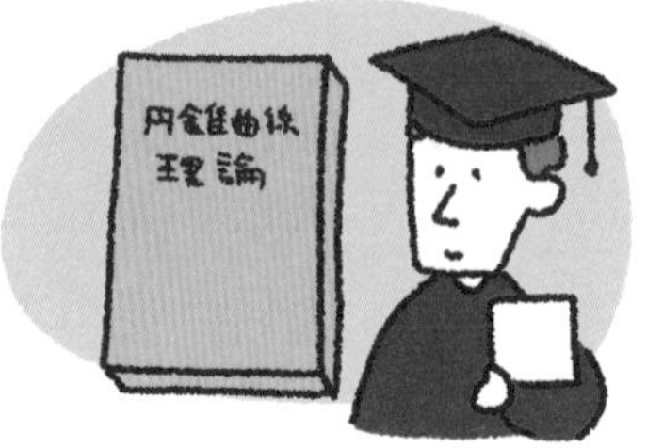

ゲント大学で学び
幾何学に関する
理論で博士号を取得

1828年に
ベルギー王立天文台の
初代台長となる

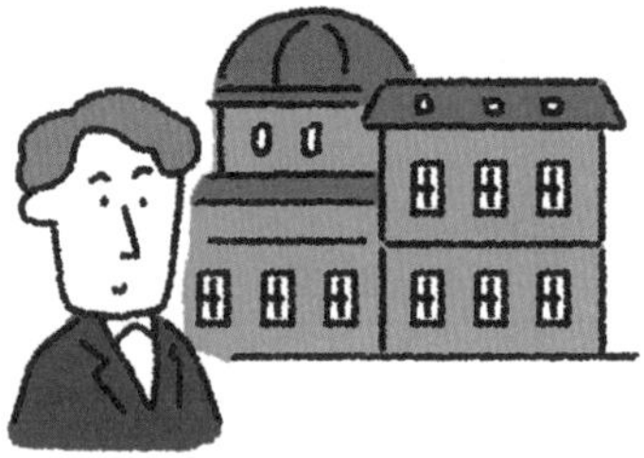

天文学を学ぶために
留学していたパリで
数学者の
ラプラスなどから
影響を受ける

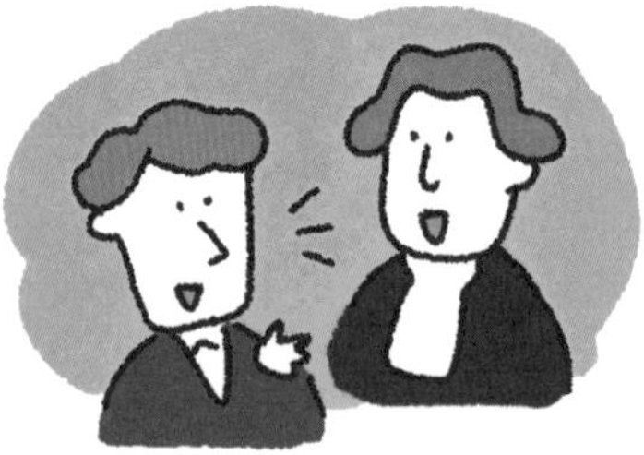

統計を用いて
社会をはかる
「社会物理学」を展開

統計学についてまとめた
著書『人間に就いて』は

ヴィクトリア女王の
夫アルバート公や
ナイチンゲール、
ダーウィンらにも
影響をあたえた

BMIを発案

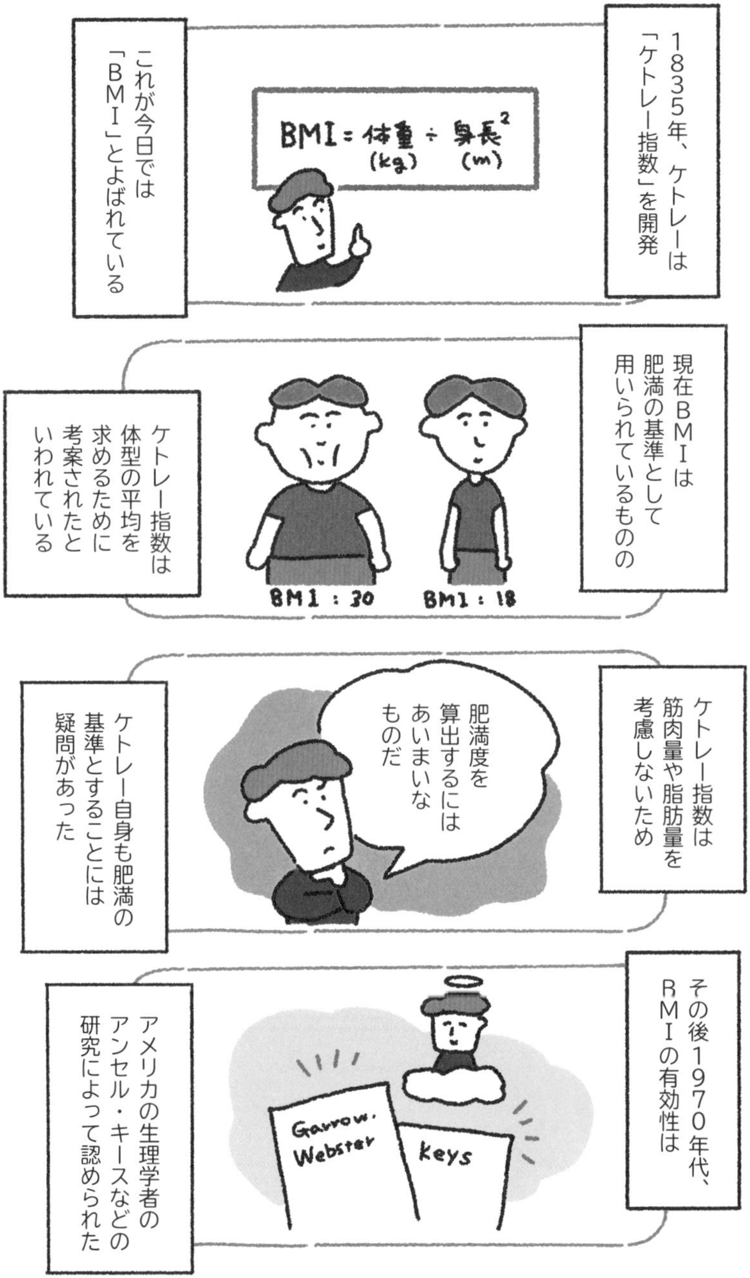
1835年、ケトレーは「ケトレー指数」を開発
BMI＝体重÷身長^2
(kg) (m)
これが今日では「BMI」とよばれている
現在BMIは肥満の基準として用いられているものの
ケトレー指数は体型の平均を求めるために考案されたといわれている
BMI : 30
BMI : 18
ケトレー指数は筋肉量や脂肪量を考慮しないため
肥満度を算出するにはあいまいなものだ
ケトレー自身も肥満の基準とすることには疑問があった
その後1970年代、BMIの有効性は
Garrow・Webster
keys
アメリカの生理学者のアンセル・キースなどの研究によって認められた

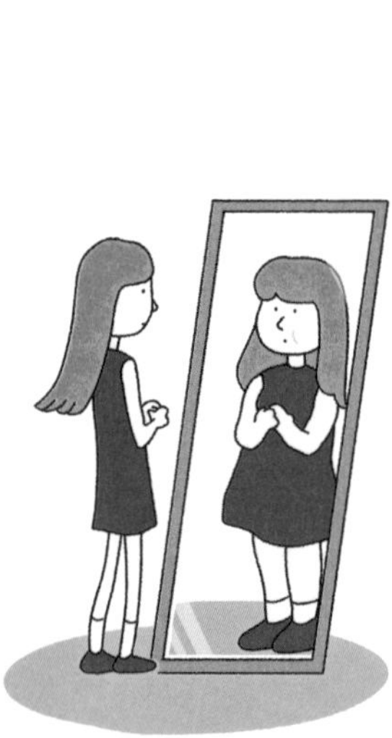

2. やせるために，栄養素を知ろう

肥満は，白色脂肪細胞に脂肪が蓄積されることでおきます。この脂肪のもとになるのは，食べ物に含まれる栄養素です。栄養素は，体の中でどのように使われるのでしょうか。第2章では，栄養素について，みていきましょう。

1 栄養素を知らなければ，正しくやせることはできない

「五大栄養素」とよばれる五つの栄養素

食べ物に含まれる栄養素は，大きく五つに分類されます。「炭水化物」「タンパク質」「脂質」「ビタミン」「ミネラル」です。これらは，「五大栄養素」とよばれます。

炭水化物は，さまざまな種類の「単糖」がつながった栄養素です。体の主なエネルギー源となります。タンパク質は，20種類の「アミノ酸」がつながった栄養素です。体をつくる主な材料となります。脂質は，「脂肪酸」からなる栄養素です。非常時のエネルギー源として体にたくわえられたり，細胞膜になったりします。

ビタミンは，必要な量は少ないものの，かならず食べ物からとらなければならない栄養素です。ミネラルは，体に存在する元素のうち，炭素，酸素，水素，窒素以外の，微量な元素です。

肥満と関係が深いのは，「三大栄養素」

五大栄養素のうち，とくに炭水化物，タンパク質，脂質の三つは，「三大栄養素」とよばれます。肥満と関係が深いのも，三大栄養素です。いずれも余ったものが脂肪につくりかえられ，白色脂肪細胞に蓄積されるからです。ただ，脂肪として蓄積されるまでの道のりは，それぞれことなります。

五大栄養素

食べ物に含まれる，五大栄養素をえがきました。それぞれの栄養素のイラストは，タンパク質はタンパク質の構造の一部，炭水化物はデンプンの構造の一部，脂質は脂質の一種である「パルミチン酸」，ビタミンはビタミンの一種である「ビタミンC」です。ミネラルは，例として五つの元素をあげました。

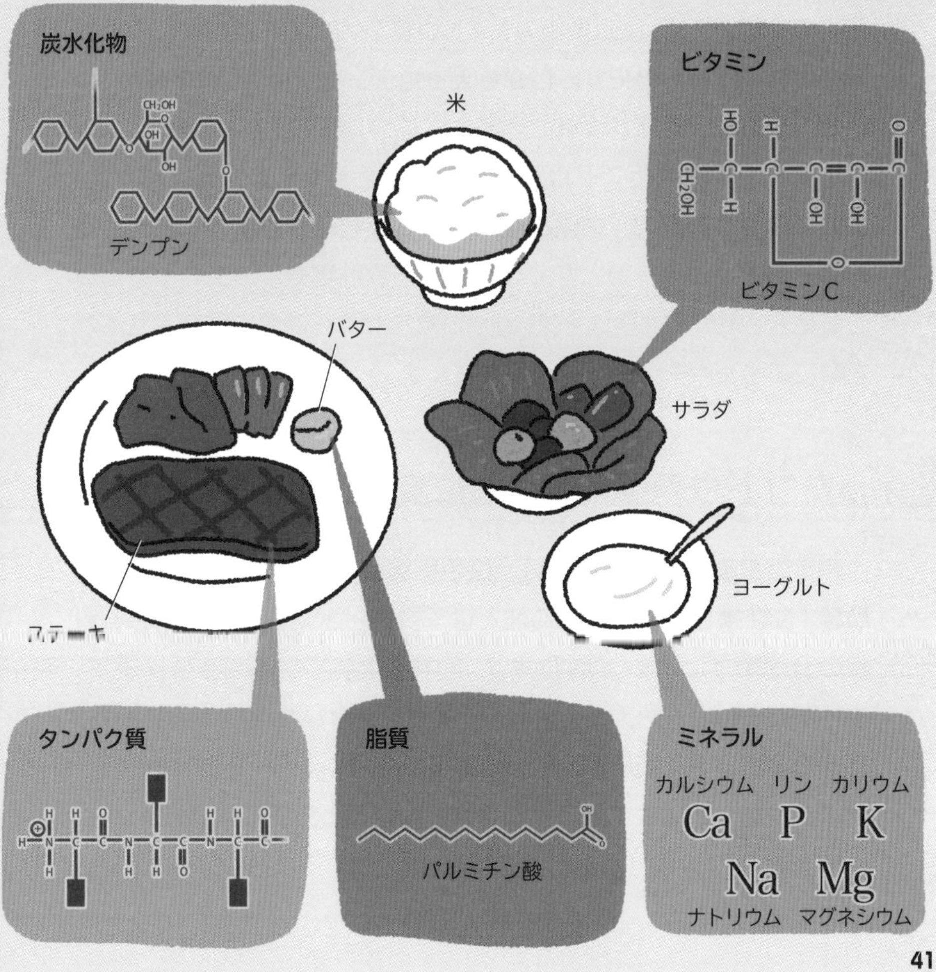

2 炭水化物は，エネルギー源。余ると脂肪になる

ブドウ糖に分解されて，吸収される

炭水化物は，炭素と水素と酸素からなるさまざまな種類の「単糖」が，つながった栄養素です。たとえば，穀物や芋類に含まれる炭水化物の「デンプン」は，単糖の「ブドウ糖（グルコース）」が数十〜数万個つながったものです。口から入ったデンプンは，「消化酵素」のはたらきによってブドウ糖に分解されて，小腸で吸収されます。

小腸で吸収されたブドウ糖は，血管を通って全身に運ばれます。**そして全身の細胞で，エネルギー源として利用されます。**また，脳の唯一のエネルギー源となります。筋肉や肝臓では，ブドウ糖どうしを結合させた「グリコーゲン」がつくられ，一時的に貯蔵されるとともにエネルギー源として利用されます。

余ったブドウ糖は，脂肪酸に変換される

余った血液中のブドウ糖は，白色脂肪細胞に取りこまれて，「脂肪酸」に変換されます。脂肪酸とは，炭素と水素と酸素からなる鎖状の分子です。そして脂肪酸は，「中性脂肪」の材料となります。中性脂肪とは，「グリセリン」に脂肪酸が結合した中性の脂肪です。ヒトの体内の中性脂肪は，脂肪酸が三つ結合した「トリグリセリド」がほとんどです。こうして炭水化物は，余ると脂肪になります。

炭水化物を多く含む食品

炭水化物を多く含む食品の例を，表にしました。1日の摂取エネルギーの50～65％を，炭水化物から摂取するのが理想的とされています※1。

食品			食品に含まれる炭水化物の量※2
	食品名	量	
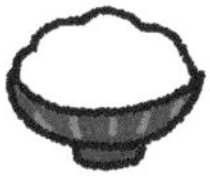	水稲めし（うるち米，精白米）	1膳150g	55.7g
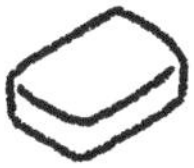	もち	切りもち1個50g	25.4g
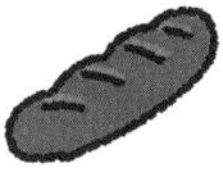	フランスパン	1切れ60g	34.5g
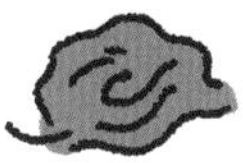	中華麺（生）	1食分120g	66.8g
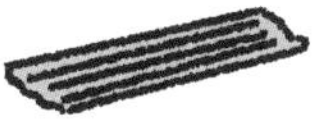	スパゲッティ（乾）	1食分100ｇ	73.1g
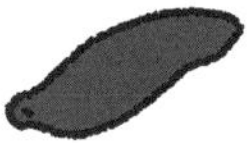	さつまいも（生）	3分の1本80g	25.5g
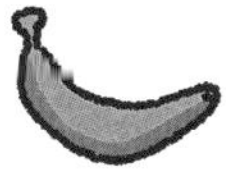	バナナ（生）	1本正味90g	20.3g
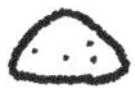	砂糖（上白糖）	大さじ1杯10ｇ	9.9g

※1：厚生労働省の「日本人の食事摂取基準（2020年版）」によります。炭水化物は，1グラムあたり4キロカロリーのエネルギーをもちます。1日の摂取エネルギーが2000キロカロリーの場合，摂取エネルギーの50％の炭水化物は，250グラム（2000kcal×50％÷4kcal/g＝250g）です。
※2：食品に含まれる炭水化物の量は，文部科学省の「日本食品標準成分表2020年版（八訂）」を元に算出しました。

3 タンパク質は，体の材料。やっぱり余ると脂肪になる

アミノ酸に分解されて，吸収される

タンパク質は，20種類の「アミノ酸」が，50～2000個つながった栄養素です。肉や魚などに多く含まれます。口から入ったタンパク質は，「消化酵素」のはたらきによってアミノ酸に分解されて，小腸で吸収されます。

小腸で吸収されたアミノ酸は，血管を通って全身に運ばれます。**アミノ酸は，全身の細胞でタンパク質に再合成されて，筋肉の線維や，皮膚や臓器の線維，毛や爪，体内の化学反応を進める「酵素」，病原体に結合して無毒化する「抗体」などになります。**

余ったアミノ酸は，ブドウ糖に変換される

余った血液中のアミノ酸は，肝臓に運ばれて，一部はブドウ糖に変換されます。アミノ酸がブドウ糖となった後は，体のエネルギー源として使われたり，余りは白色脂肪細胞に取りこまれたりします。結果として，タンパク質も余ると，まわりまわって脂肪となって蓄積されます。

注：多くの場合，肥満の原因は，炭水化物や脂質の過剰摂取です。
タンパク質とビタミン，ミネラルは，不足しやすい栄養素です。

タンパク質を多く含む食品

タンパク質を多く含む食品の例を，表にしました。1日の摂取エネルギーの13～20％を，タンパク質から摂取するのが理想的とされています（50～64歳は14～20％，65歳以上は15～20％）※1。

食品		食品に含まれるタンパク質の量※2
食品名	量	
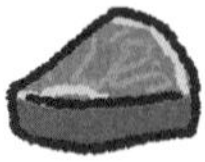 輸入牛肉サーロイン（脂身つき，生）	ステーキ1枚200g	34.8g
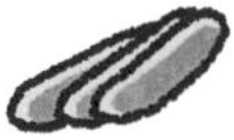 豚肉ロース（脂身つき，生）	厚切り1枚90g	17.4g
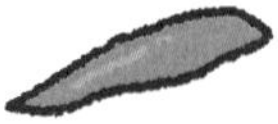 鶏肉ささみ（若どり，生）	1本40g	9.6g
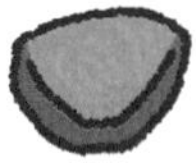 マカジキ（生）	1切れ100g	23.1g
 天然クロマグロ赤身（生）	刺身6切れ80g	21.1g
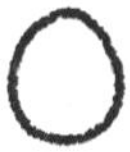 鶏卵（生）	1個50g	6.1g
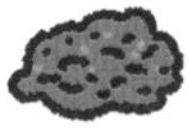 糸引き納豆	1パック50g	8.3g

※1：厚生労働省の「日本人の食事摂取基準（2020年版）」によります。タンパク質は，1グラムあたり4キロカロリーのエネルギーをもちます。1日の摂取エネルギーが2000キロカロリーの場合，摂取エネルギーの13％のタンパク質は，65グラム（2000kcal×13％÷4kcal/g＝65g）です。

※2：食品に含まれるタンパク質の量は，文部科学省の「日本食品標準成分表2020年版（八訂）」を元に算出しました。

4 脂質は，細胞膜などの材料。当然，余ると脂肪になる

脂肪酸などに分解されて，吸収される

脂質は，いわゆる「油」のことで，「脂肪酸」からなる栄養素です。脂肪酸とは，炭素原子が数個～二十数個，鎖のようにつながった分子です。食べ物に含まれる脂質の大部分を占めるのは，「中性脂肪」です。中性脂肪とは，「グリセロール」に脂肪酸が結合した中性の脂肪です。口から入った中性脂肪は，「消化酵素」のはたらきによって脂肪酸などに分解されて，小腸で吸収されます。

小腸で吸収された脂肪酸などは，小腸の細胞内で，中性脂肪に再合成されたり，別の種類の脂質につくりかえられたりします。そして血管を通って，全身に運ばれます。

余った脂質は，白色脂肪細胞にとりこまれる

脂質は，白色脂肪細胞に脂肪としてたくわえられるだけではなく，全身の細胞の細胞膜や核膜の主な構成成分になります。また，胆汁酸や，さまざまなホルモンなどの材料にもなります。脂溶性のビタミンを運ぶはたらきもあります。**しかし余った脂質は，白色脂肪細胞にとりこまれ，脂肪となって蓄積されます。**

脂質を多く含む食品

脂質を多く含む食品の例を，表にしました。1日の摂取エネルギーの20～30％を，脂質から摂取するのが理想的とされています[※1]。

食品		食品に含まれる脂質の量[※2]
食品名	量	
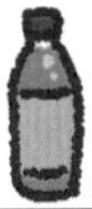 オリーブ油	大さじ1杯12g	12.0g
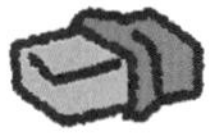 バター（無発酵，有塩）	大さじ1杯12g	9.7g
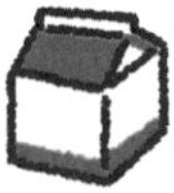 クリーム（乳脂肪）	20ml＝20g	8.6g
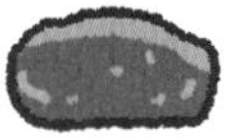 和牛肉サーロイン（脂身つき）	ステーキ1枚200g	95.0g
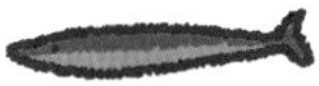 サンマ（生）	1匹の可食部100g	25.6g
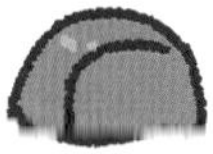 フォアグラ（ゆで）	1切れ60g	29.9g
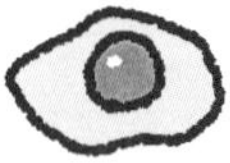 卵黄（生）	1個16g	5.5g

※1：厚生労働省の「日本人の食事摂取基準（2020年版）」によります。脂質は，1グラムあたり9キロカロリーのエネルギーをもちます。1日の摂取エネルギーが2000キロカロリーの場合，摂取エネルギーの20％の脂質は，約44.4グラム（2000kcal×20％÷9kcal/g≒44.4g）です。

※2：食品に含まれる脂質の量は，文部科学省の「日本食品標準成分表2020年版（八訂）」を元に算出しました。

博士！
教えて!!

炭水化物って，何ですか？

博士，炭水化物って何ですか？　５年生になったら，家庭科で習うって先生がいってました。

ふむ。炭水化物とは，炭素と水素と酸素でできた化合物のことじゃ。食べ物に含まれていて，わしらの体を動かす主なエネルギー源になる栄養素じゃ。

へぇ～。どんな食べ物に含まれているんですか。

米や麦などの穀物からつくるご飯やパンや麺，さつまいもなどの芋類，バナナなどの果物，それからお菓子やジュースにもたくさん含まれておる。

えっ，お菓子？

うむ。お菓子には，砂糖がたくさん入っているじゃろ。砂糖は，炭水化物なんじゃ。じゃからお菓子を食べ過ぎると，炭水化物の取りすぎで，太ってしまうんじゃ。

へぇ～。

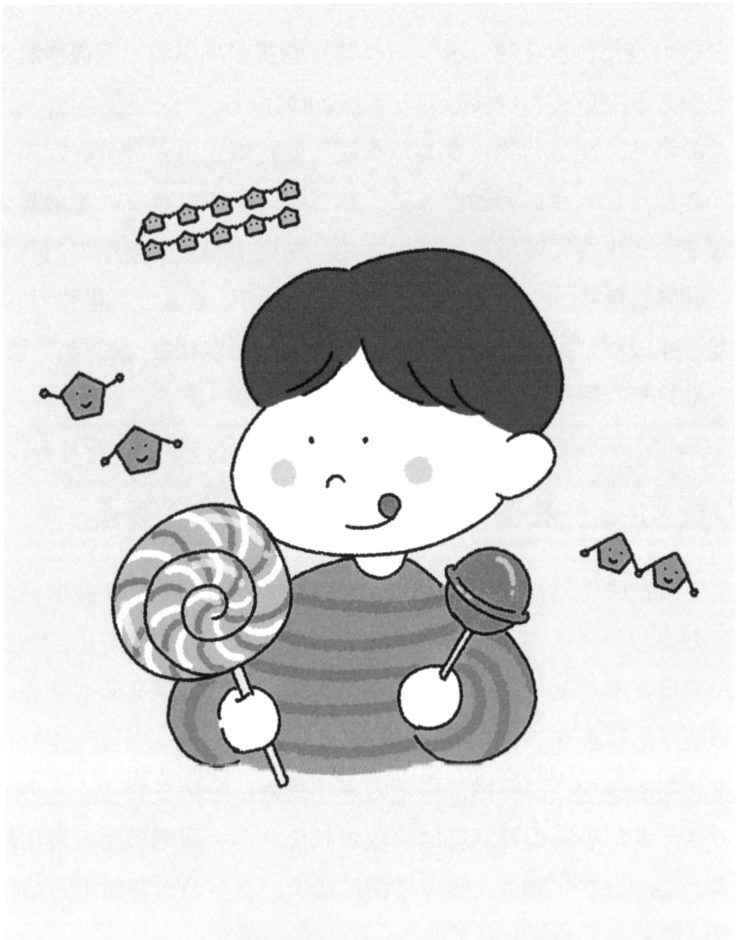

5 ３大栄養素は，分解されてから，小腸で吸収される

主に小腸の前半部で，分解される

口から入った炭水化物，タンパク質，脂質が，小腸で吸収される過程を，もう少しくわしくみてみましょう。

多くの場合，炭水化物，タンパク質，脂質は，小さな分子がいくつもつながった大きな分子として，食べ物に含まれます。**そのままの大きさだと小腸で吸収されないため，主に小腸の前半部でバラバラに分解されます。**小腸の前半部のいちばん前にある十二指腸では，膵臓から膵液が分泌されます。膵液の中には，炭水化物，タンパク質，脂質をそれぞれ専門に分解する酵素が含まれています。

絨毛の表面に，栄養素を吸収する細胞がある

分解された栄養素はみな，小腸の壁で吸収されます。小腸の壁にはひだがあり，そのひだには「絨毛」という毛のような突起が無数に並んでいます。そして，この絨毛の表面に，栄養素を吸収する小腸の細胞があります。

炭水化物とタンパク質は，膵液の消化酵素に分解されたままの大きさでは，まだ小腸の細胞には吸収されません。**細胞の上で消化酵素によって，炭水化物は１個の単糖にまで，タンパク質は１～３個のアミノ酸にまで分解されてから，吸収されます。**

栄養素が吸収されるまで

口から入った炭水化物，タンパク質，脂質が，小腸で吸収されるまでをえがきました（1～4）。

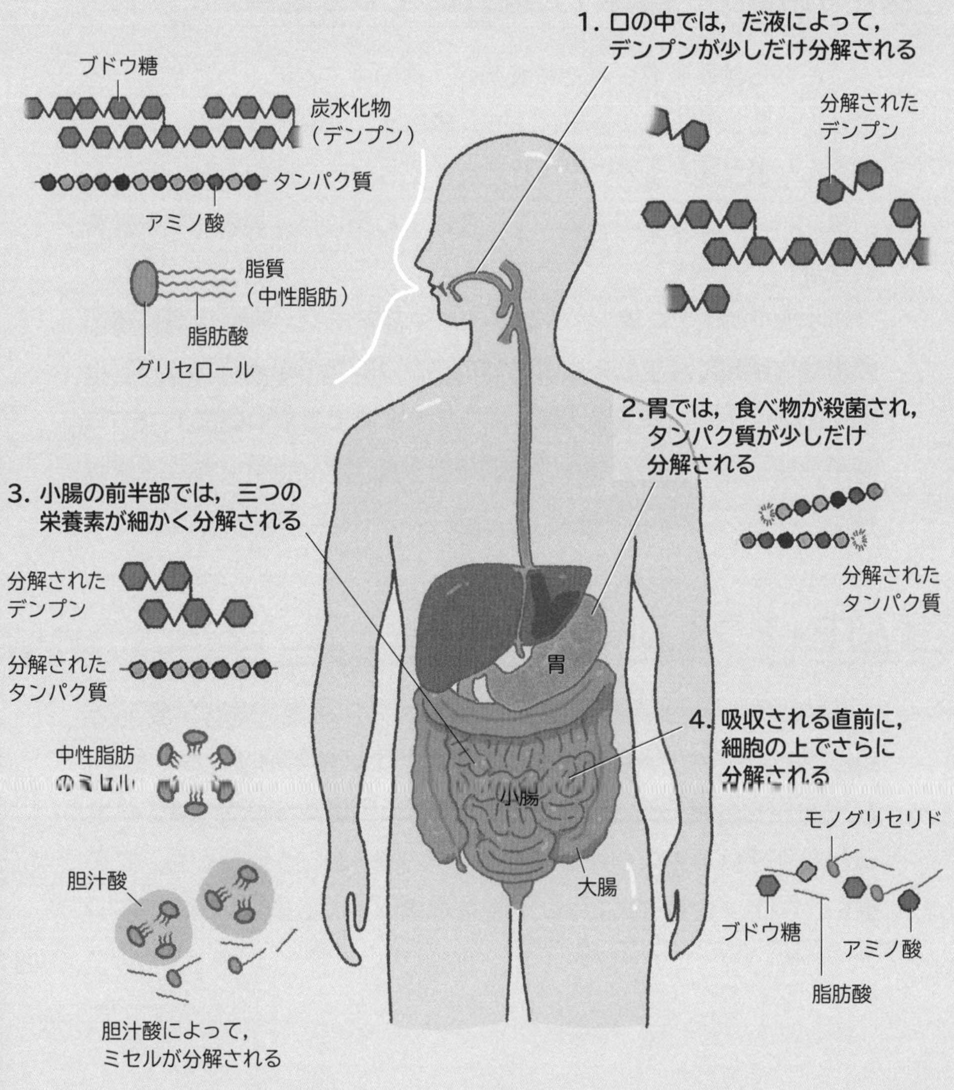

— 炭水化物 —

6 炭水化物は，細胞の中にあるミトコンドリアに運ばれる

炭水化物は，「単糖」を成分とする栄養素

ここからは，吸収された栄養素が，体の中でどのように使われるのか，くわしくみていきましょう。最初は，炭水化物です。

どんなおかずが食卓に出されたときでも，ほぼ必ず登場するのが，ご飯，パン，麺などの主食です。これらの中には，炭水化物が豊富に含まれています。

炭水化物は，「単糖」がつながった栄養素です。**米や小麦などの穀物や，芋類に含まれる炭水化物のデンプンは，単糖であるブドウ糖（グルコース）が，数十～数万個つながってできたものです。一方，砂糖や果物に含まれる炭水化物の「ショ糖」は，単糖であるブドウ糖と「果糖（フルクトース）」が，1個ずつつながったものです。**

「ATP」をつくる際の，エネルギー源

炭水化物は，全身の細胞で，「ATP（アデノシン3リン酸）」という高エネルギー源分子をつくる際の，エネルギー源になります。ATPの主な生産工場は，細胞の中にあるミトコンドリアです。ミトコンドリアは複雑に曲がりくねった「内膜」という膜をもち，この膜に，ATPを生産するために必要な酵素が埋めこまれています。

ミトコンドリア

ATPの主な生産工場である，ミトコンドリアをえがきました。
ミトコンドリアは，細胞の中にある小器官の一つです。

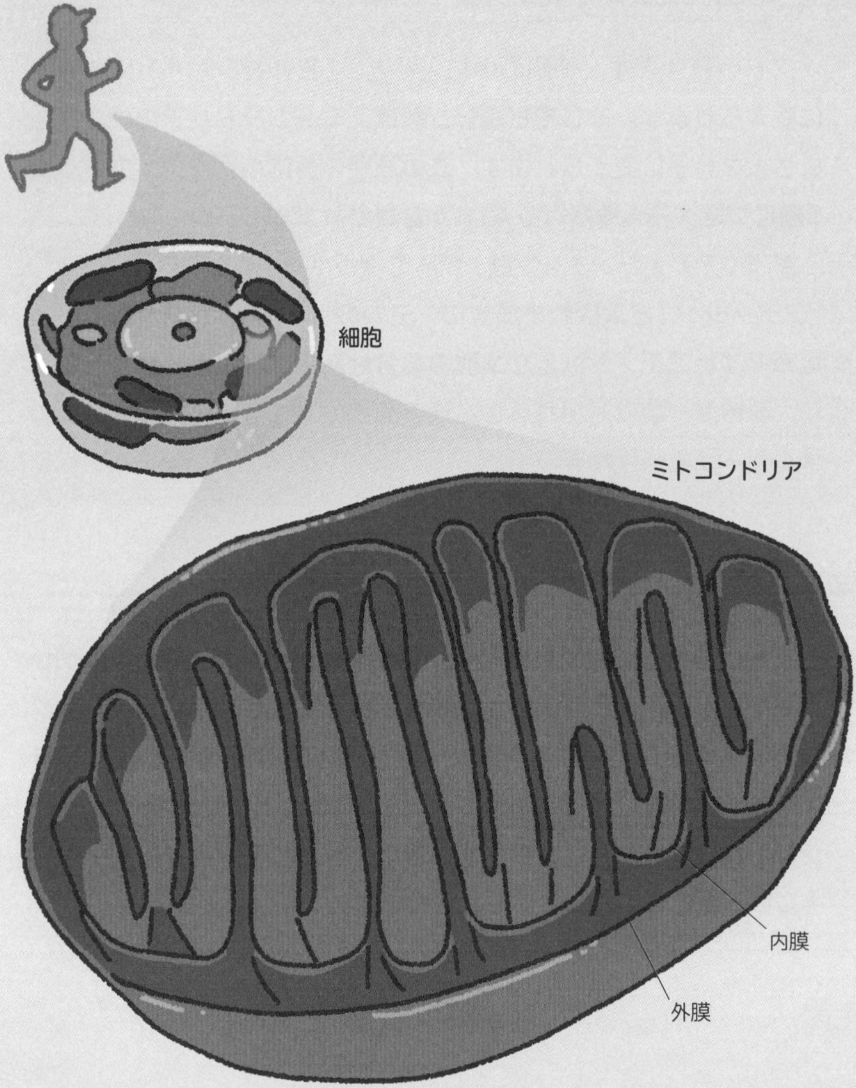

— 炭水化物 —

7 ブドウ糖からATPに！高エネルギー源分子ができる

ブドウ糖１個につき，三十数個ものATP

ブドウ糖はまず，細胞の中に入ると，「ピルビン酸」という分子に変えられます。そしてピルビン酸は，ミトコンドリアの中で，さまざまな分子に変えられます。**この一連の反応の過程で，ブドウ糖１個につき，三十数個ものATPが合成されます。**

ATP（アデノシン３リン酸）が高エネルギー源分子である理由は，「アデノシン」とよばれる部分に，三つの「リン酸」が結合しているためです。アデノシンとリン酸の結合は高いエネルギーをもっており，結合が一つでも切れると，その結合に使われていた分の高いエネルギーが放出されるのです。

筋肉の「グリコーゲン」は，収縮に必要

ブドウ糖は，筋肉や肝臓では，ブドウ糖どうしが結合した「グリコーゲン」という分子になって貯蔵されます。筋肉のグリコーゲンは，筋肉の収縮に必要なATPをつくる際の，エネルギー源になります。一方，肝臓のグリコーゲンは，血液中のブドウ糖濃度（血糖値）が低下した際に，ふたたびブドウ糖に分解されて，全身の細胞のエネルギー源として血液中にもどされます。

エネルギーができるまで

ミトコンドリアで，ATPが合成される過程をえがきました（1～6）。反応の経路は，簡略化しています。

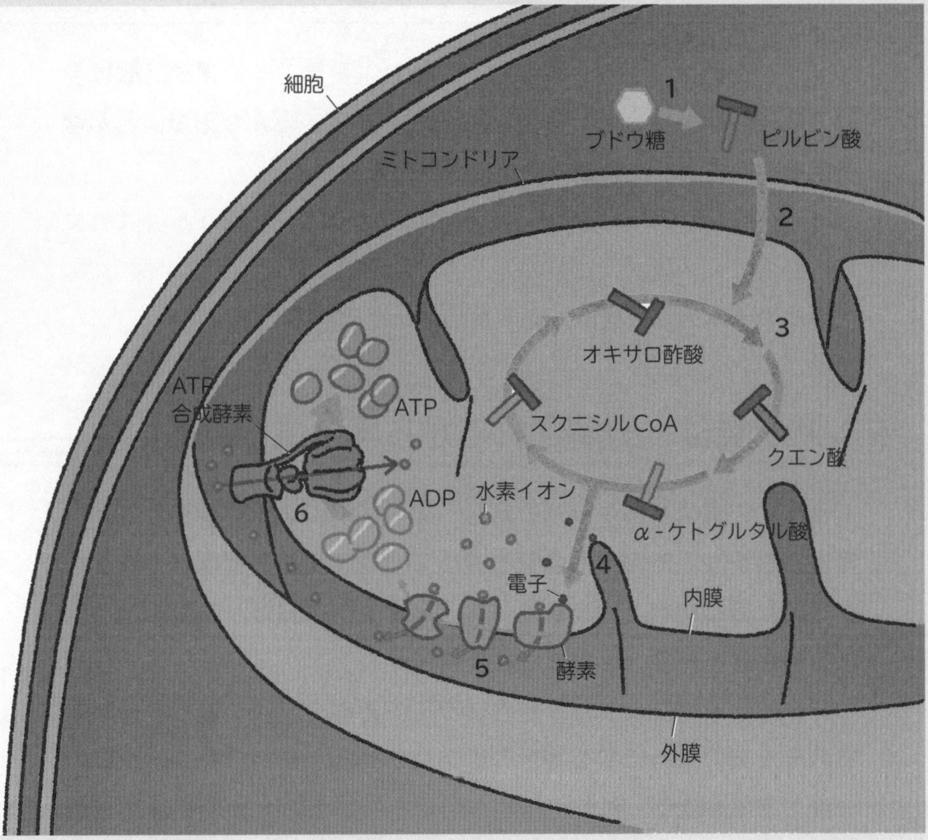

1：細胞の中で，ブドウ糖がピルビン酸になる。
2：ピルビン酸が，ミトコンドリアの中に入る。
3：ピルビン酸が，さまざまな分子に変えられる。
4：3で生じた電子が，内膜の酵素に受け渡される。
5：水素イオンが，膜間へくみだされる。
6：ATP合成酵素が，膜間の水素イオンを利用して，ADPからATPをつくる。

— タンパク質 —

8 タンパク質は，アミノ酸になって細胞に運ばれる

アミノ酸の並び順で，タンパク質が決まる

タンパク質は，アミノ酸がつながった栄養素です。**アミノ酸は全部で20種類あり，アミノ酸の並び順によって，どんな形の，どんな機能をもつタンパク質ができるのかが決まります。**

20種類のアミノ酸のうち，9種類は「必須アミノ酸」とよばれます。必須アミノ酸は，ヒトの体の内では合成できないアミノ酸です。そのため必須アミノ酸は，必ず食品からとる必要があります。

タンパク質は，分解されてから再合成される

食べ物に含まれるタンパク質は，アミノ酸にまで分解されてから吸収されます。その後，血管を通って全身の細胞に運ばれ，新たなタンパク質の材料となります。**つまりタンパク質は，一度バラバラに分解されてから，再合成されます。**

ブタのモモ肉を食べたからといって，そのタンパク質が直接私たちのモモ肉の材料になるわけではありません。また，タンパク質の一種である「コラーゲン」をとったからといって，そのタンパク質が私たちの体でコラーゲンとして使われるわけではないのです。

タンパク質の分解と再合成

食べ物に含まれるタンパク質（1）は，小腸で吸収される前に，アミノ酸にまで分解されます。そのため，体の細胞で再合成されたタンパク質（2）は，食べ物に含まれていたタンパク質とは，アミノ酸の並び順がことなります。

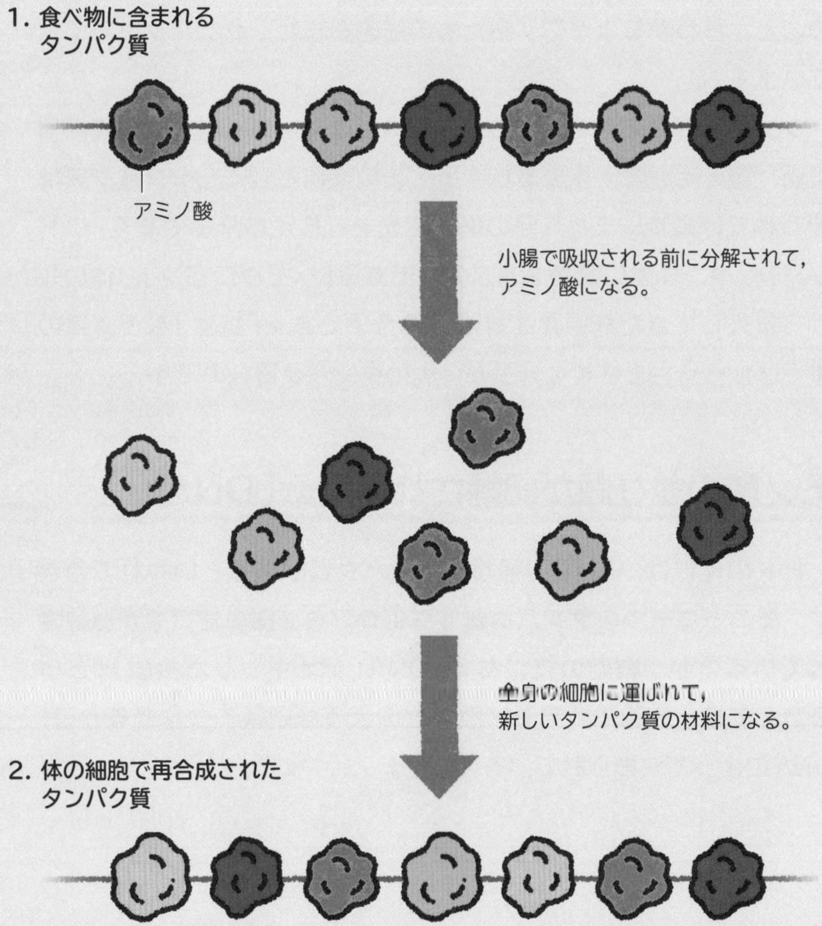

― タンパク質 ―

9 皮膚に髪に筋肉に。アミノ酸が，タンパク質になる！

体のあらゆるものの材料

タンパク質は，牛肉や豚肉，鶏肉，魚の身に多く含まれます。このことからわかるように，私たちの筋肉もまた，タンパク質でできています。

タンパク質でできているのは，筋肉だけではありません。**臓器や皮膚，髪の毛など，体のあらゆるものの材料として，タンパク質は使われています。**また，目の網膜で光をとらえる分子である「ロドプシン」や，体中に酸素を運ぶ分子である「ヘモグロビン」，体の外から侵入してきた病原体を排除する分子である「抗体」など，体の中ではたらくさまざまな分子が，実はタンパク質なのです。

アミノ酸の並び順が記録されている「DNA」

ヒトの体には，約10万種類のタンパク質があるといわれています。**その一つ一つのタンパク質すべてのアミノ酸の並び順が記録されているのが，細胞の核にある「DNA（デオキシリボ核酸）」という分子です。**細胞で，アミノ酸がどのような順番でつながるかは，DNAによって決められているのです。

さまざまなタンパク質

私たちの体の中ではたらく，タンパク質の例をえがきました。

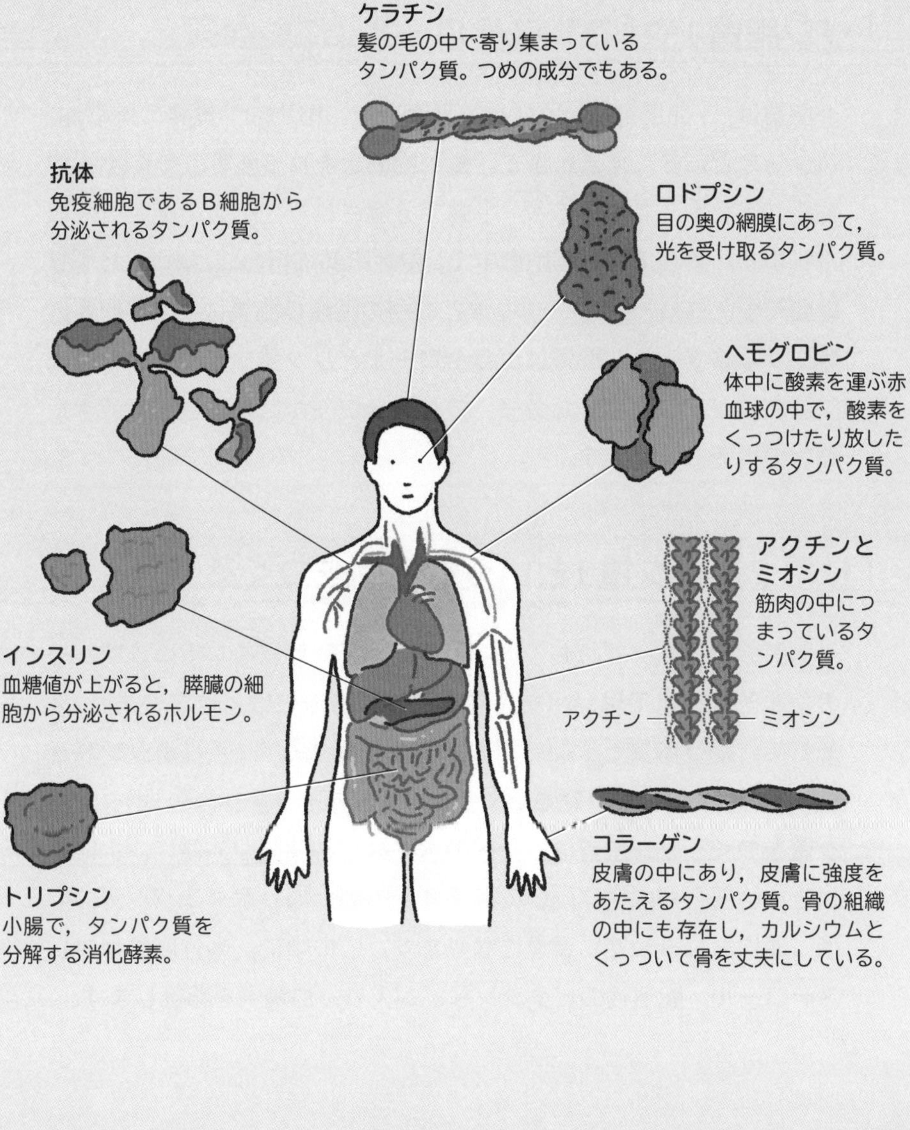

— 脂質 —

10 脂質は，球状に集まって細胞に運ばれる

「リン脂質」や「コレステロール」にもなる

脂質は，「脂肪酸」からなる栄養素です。植物油や動物の肉の油，バターなどに多く含まれます。食べ物に含まれる脂質の多くは，「中性脂肪」です。中性脂肪は，小腸で分解されて，小腸の細胞に吸収されます。**そして同じ細胞の中で，中性脂肪に再合成されたり，「リン脂質」や「コレステロール」などの別の種類の脂質につくりかえられたりします。**リン脂質はグリセロールとリン酸などでできた頭部に脂肪酸が二つ結合した分子，コレステロールは炭素原子でできた環状の構造の分子です。

「リポタンパク質」という乗り物をつくる

脂質の分子はいずれも，水になじみにくい性質をしています。そのためそのままでは，水を主成分とする血液にはとけこめません。**そこで，リン脂質とタンパク質が球状に集まって，「リポタンパク質」という脂質の乗り物をつくります（右のイラスト）。**リポタンパク質をつくるリン脂質は，分子の水になじむ部分が外側に，水になじまない部分が内側に向いています。そのためリポタンパク質の中は，油になじみやすい環境になります。この中に，中性脂肪やコレステロール，脂溶性のビタミンなどが入り，血液中を移動します。

リポタンパク質

リポタンパク質の構造をえがきました。リポタンパク質の中は，油になじみやすい環境です。

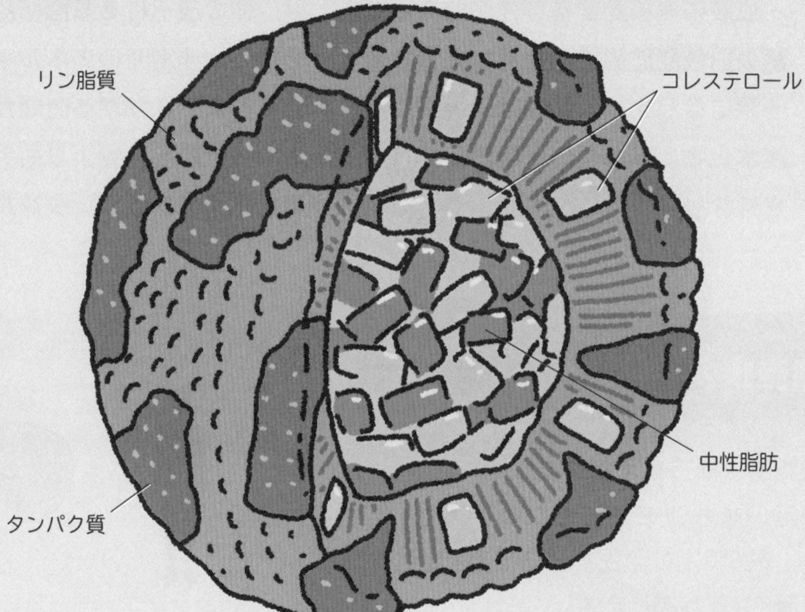

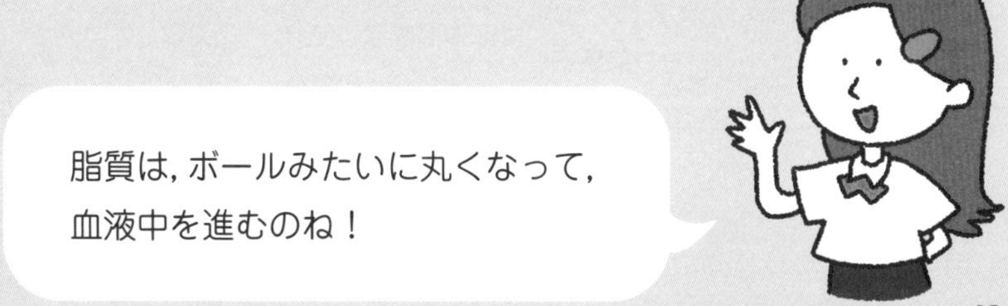

— 脂質 —

11 中性脂肪は脂肪組織へ，リン脂質は細胞の膜へ

炭素と水素の結合が，タンパク質よりも多い

血液中を移動する中性脂肪のほとんどは，体の皮下にある脂肪組織の白色脂肪細胞にたくわえられます。そして，非常時のエネルギー源になります。脂質は，エネルギーを発するまでにかかる時間が炭水化物よりも長いものの，発するエネルギーは炭水化物よりも大きくなります[※1]。これは脂質の中に，炭素と水素の結合が，タンパ

細胞膜の構造

細胞膜の構造をえがきました。細胞膜には，特定のイオンを通過させる「イオンチャネル」や，特定の分子を輸送する「輸送タンパク質」などがあります。

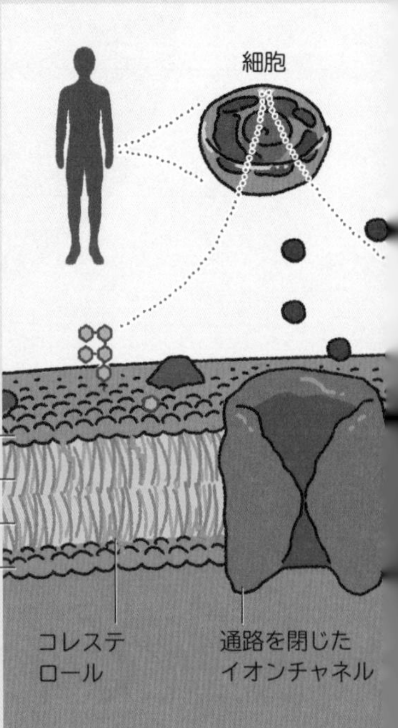

ク質よりも多く含まれるからです。炭素と水素の結合が切れるたびに，結合に使われていた分のエネルギーが放出されます。

水になじむ部分を，膜の外側に向ける

　血液中を移動するリン脂質は，細胞の細胞膜や核膜の主な構成成分となります。細胞膜や核膜は，リン脂質の二重の膜でできています。リン脂質は二重膜に加わると，水になじむ部分を膜の外側に向け，水になじまない部分を膜の内側に向けます。

　そして血液中を移動するコレステロールは，リン脂質と同じように細胞膜や核膜の構成成分になるほか，胆汁酸やさまざまなホルモンの材料になります。

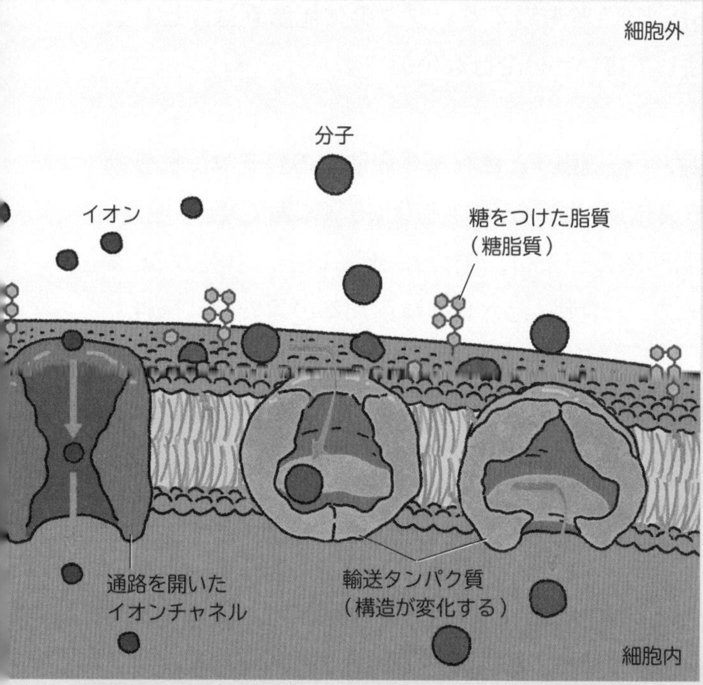

※1：脂質がもつエネルギーは1グラムあたり9キロカロリー，タンパク質がもつエネルギーは1グラムあたり4キロカロリーです。

ブタは，太っていない

ブタは一般的に，太っている動物とみなされているのではないでしょうか。**しかし実は，ブタは太っていません。**

食肉用のブタは，成長すると，体長が1～2メートル，体重が200～380キログラムに達します。この数字だけを見ると，ブタは太っているかのように感じられます。**しかしブタの体脂肪率は，平均で18％程度といわれています。**ヒトで「普通」とされる体脂肪率の目安は，男性が10％以上20％未満，女性が20％以上30％未満です。ブタの体脂肪率は，ヒトとくらべて，決して高いわけではないのです。

ヒトの場合，「軽肥満」とされる体脂肪率の目安は，男性が20％以上25％未満，女性が30％以上35％未満です。「肥満」とされる体脂肪率の目安は，男性が25％以上，女性が35％以上です。一方，「やせ」とされる体脂肪率の目安は，男性が10％未満，女性が20％未満です。家に体組成計がある人は，体脂肪率をはかってみましょう。

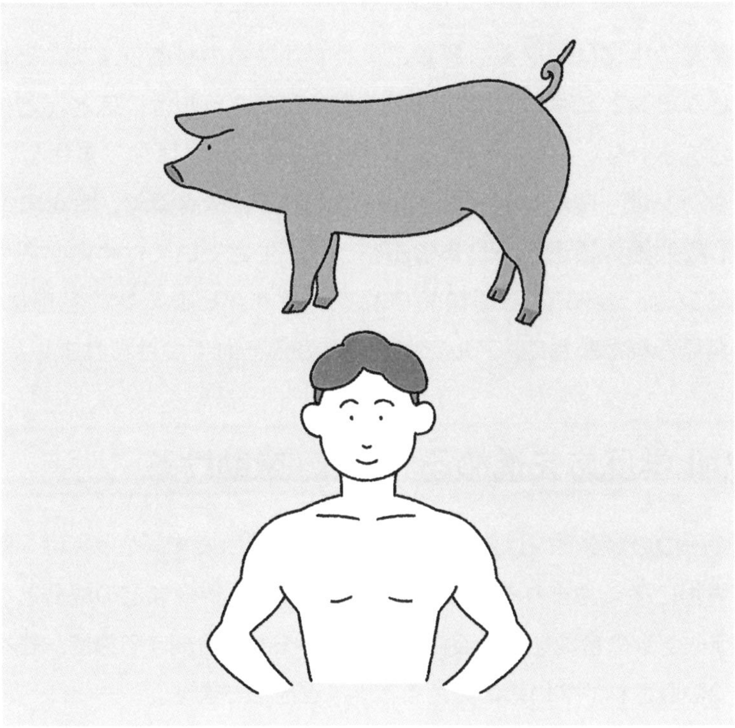

注：家庭用の体組成計は，そのときの体の水分の分布や水分量によって，体脂肪率の測定結果が変化します。そのため，体脂肪率を正確にはかることはできません。毎日同じ時刻にはかるなどして，体脂肪率のおおよその値と，増減の傾向を知りましょう。

— ビタミン —

12 ビタミンがないと，体内の化学反応が進まない

ヒトが必要なビタミンは，全部で13種類

栄養素の中には，必要な量がごくわずかなものもあります。それが，ビタミンとミネラルです。ビタミンとミネラルは，ほとんど体内で合成されないため，必ず食べ物からとらなければなりません。

ビタミンは，炭素，水素，酸素などでできた栄養素で，ビタミンどうしで共通の構造はありません。ヒトが生きていくために必要なビタミンは，全部で13種類知られています。ビタミンの名前は，ほぼ発見された順番に，アルファベットがふられてつけられました。

体内の化学反応を進める「酵素」を助ける

一つ一つのビタミンは，複数の機能をもっています。たとえば，野菜や果物に多く含まれる「ビタミンC」は，皮膚や骨などの成分となるコラーゲンの合成を助ける機能や，ホルモンを合成する機能，鉄を小腸で吸収されやすい形に変える機能などをもちます。

ビタミンには，「補酵素」の機能をもつものが多くあります。補酵素とは，体内の化学反応を進める「酵素」のはたらきを，助ける物質です。たとえば，栄養素からエネルギーを取りだす反応を進める酵素のはたらきを助けるビタミンや，DNAの合成を行う酵素のはたらきを助けるビタミンなどがあります。

13種類のビタミン

ヒトが生きていくために必要な13種類のビタミンを，表にまとめました。ビタミンには，脂溶性のビタミンと，水溶性のビタミンがあります。

	種　類	多く含まれる食品の例	主な機能の例
脂溶性（油になじみやすい）	ビタミンA	アンコウの肝臓，レバー（牛，豚，鶏），ニンジン，モロヘイヤ	皮膚や粘膜を正常な状態に保つ。目の網膜で光を受け取るタンパク質「ロドプシン」の成分になる。抗酸化作用をもつ。
	ビタミンD	サケ，サンマ，キクラゲ，干しシイタケ	小腸からのカルシウムの吸収をうながす。骨からカルシウムをとかして，血液中のカルシウム濃度を高くする。
	ビタミンE	植物油，アーモンド，キングサーモン，カボチャ	抗酸化作用をもつ。毛細血管を拡張させる。
	ビタミンK	納豆，アシタバ，ツルムラサキ，オカヒジキ	止血する。骨からカルシウムがとけだすことをおさえる。
水溶性（水になじみやすい）	ビタミンB_1（チアミン）	玄米，そば，豚肉，ウナギ（蒲焼き），エンドウマメ	炭水化物からエネルギーを取りだす反応を助ける。神経の機能を正常に保つ。
	ビタミンB_2（リボフラビン）	レバー（牛，豚，鶏），ウナギの蒲焼き，卵，牛乳，納豆	炭水化物，タンパク質，脂質からエネルギーを取りだす反応を助ける。抗酸化作用をもつ。
	ナイアシン	タラコ，カツオ，レバー（牛，豚）	炭水化物，タンパク質，脂質からエネルギーを取りだす反応を助ける。アルコールの分解を助ける。
	ビタミンB_6	マグロ，カツオ，レバー（牛），バナナ	タンパク質の分解と再合成を助ける。神経に情報を伝える物質やヘム（血中で酸素を運ぶ分子の成分で酸素と結合する部分）の合成を助ける。
	ビタミンB_{12}（コバラミン）	レバー（牛，豚，鶏），菜の花，芽キャベツ，ホウレンソウ	DNAの合成を助ける。
	葉酸	レバー（牛，豚，鶏），菜の花，枝豆	DNAの合成を助ける。造血を助ける。
	パントテン酸	レバー（牛，豚，鶏），子持ちガレイ，ニジマス	炭水化物，タンパク質，脂質からエネルギーを取りだす反応を助ける。ホルモンやHDLコレステロールの合成を助ける。
	ビオチン	レバー（牛，豚，鶏），落花生，卵	炭水化物，タンパク質，脂質からエネルギーを取りだす反応を助ける。皮膚の炎症をおこす物質の排泄を助ける。
	ビタミンC	赤ピーマン，ブロッコリー，柿，キウイフルーツ	コラーゲンの合成を助ける。抗酸化作用をもつ。腸内での鉄の吸収を助ける。ホルモンの合成を助ける。

— ミネラル —

13 わずかな量で大活躍！
多種多彩なミネラル

「多量元素」と「微量元素」がある

ミネラルは，ヒトの体を構成する元素のうち，炭素と酸素と水素と窒素を除いた，残り5％を占める元素を指します。体内に比較的多く存在する「多量元素」と，体内にわずかに存在する「微量元素」があります。具体的には，多量元素は，カルシウム，リン，カリウム，硫黄，ナトリウム，塩素，マグネシウムです。微量元素は，鉄，亜鉛，銅，ヨウ素，セレン，マンガン，モリブデン，クロム，コバルトなどです。

体の構成成分になったり，環境を保ったり

ミネラルのうち，カルシウムやリンやマグネシウムなどは，体の構成成分となります。ナトリウムやカリウムなどは，体液の「浸透圧」などの環境を保ちます。浸透圧とは，液体が半透膜を通って移動しようとする圧力のことです。鉄などは，多くの酵素の成分となって，その酵素の機能を助けます。**そして一つ一つのミネラルは，ビタミンと同じように，複数の機能をもっています。**

ミネラルの種類

ヒトが必要とするミネラルのうち，16種類を表にまとめました。

	種　類	多く含まれる食品の例	主な機能の例
多量元素（体内に比較的多く存在する元素）	カルシウム（Ca）	牛乳，ヨーグルト，チーズ，干しエビ	骨や歯を形成する。筋肉の収縮を助ける。神経間の情報の伝達をおさえる。ホルモンの分泌を助ける。細胞の分裂を調節する。
	リン（P）	ワカサギ，シシャモ，牛乳，レバー（牛，豚，鶏）	骨や歯を形成する。DNAの材料になる。ATPの材料になる。細胞膜を構成しているリン脂質の材料になる。
	カリウム（K）	ホウレンソウ，バナナ，ジャガイモ	体液の浸透圧を調節する。神経間の情報の伝達を助ける。細胞内外での物質の出し入れを助ける。血圧を下げる。
	硫黄（S）	卵	解毒作用を助ける。皮膚，つめ，髪を形成する。
	ナトリウム（Na）	食塩，みそ，梅干し，辛し明太子	体液の浸透圧を調節する。神経間の情報の伝達を助ける。細胞内外での物質の出し入れを助ける。
	塩素（Cl）	食塩	殺菌を行う胃酸の成分。体液の浸透圧を調節する。神経間の情報の伝達をおさえる。
	マグネシウム（Mg）	アーモンド，玄米，大豆，ホウレンソウ	骨や歯を形成する。筋肉の収縮を助ける。血管を広げて血圧を下げる。神経間の情報の伝達をおさえる。エネルギーの生産を助ける。
微量元素（体内にわずかに存在する元素）	鉄（Fe）	レバー（豚，鶏）	体中に酸素を運ぶタンパク質「ヘモグロビン」の成分。血液中の酸素を筋肉に取りこむタンパク質「ミオグロビン」の成分。
	亜鉛（Zn）	牡蠣，レバー（豚），牛肉	DNAやタンパク質の合成を助ける。舌が味を感じるのを助ける。生殖機能を維持する。
	銅（Cu）	タコ，レバー（牛），ソラマメ	鉄をヘモグロビンに取りこまれる形にかえる。抗酸化作用をもつ。コラーゲンの合成を助ける。髪の合成を助ける。
	ヨウ素（I）	真昆布，ヒジキ，マダラ	発育をうながす。全身の基礎代謝（じっとしていても生命を維持するために必要な，エネルギーを使う反応）をうながす。
	セレン（Se）	アンコウの肝臓，タラコ，クロマグロ	抗酸化作用をもつ。
	マンガン（Mn）	緑茶，栗，ショウガ	骨の発育をうながす。抗酸化作用をもつ。炭水化物，タンパク質，脂質からエネルギーを取りだす反応を助ける。
	モリブデン（Mo）	大豆，納豆，レバー（牛，豚，鶏）	DNAの分解で生じた物質を尿酸（最終的な老廃物）にかえるはたらきをうながす。
	クロム（Cr）	青のり，きざみ昆布，ヒジキ	炭水化物，脂質からエネルギーを取りだす反応を助ける。
	コバルト（Co）	モヤシ，納豆	ビタミンB_{12}の構成成分。造血を助ける。

栄養学の父

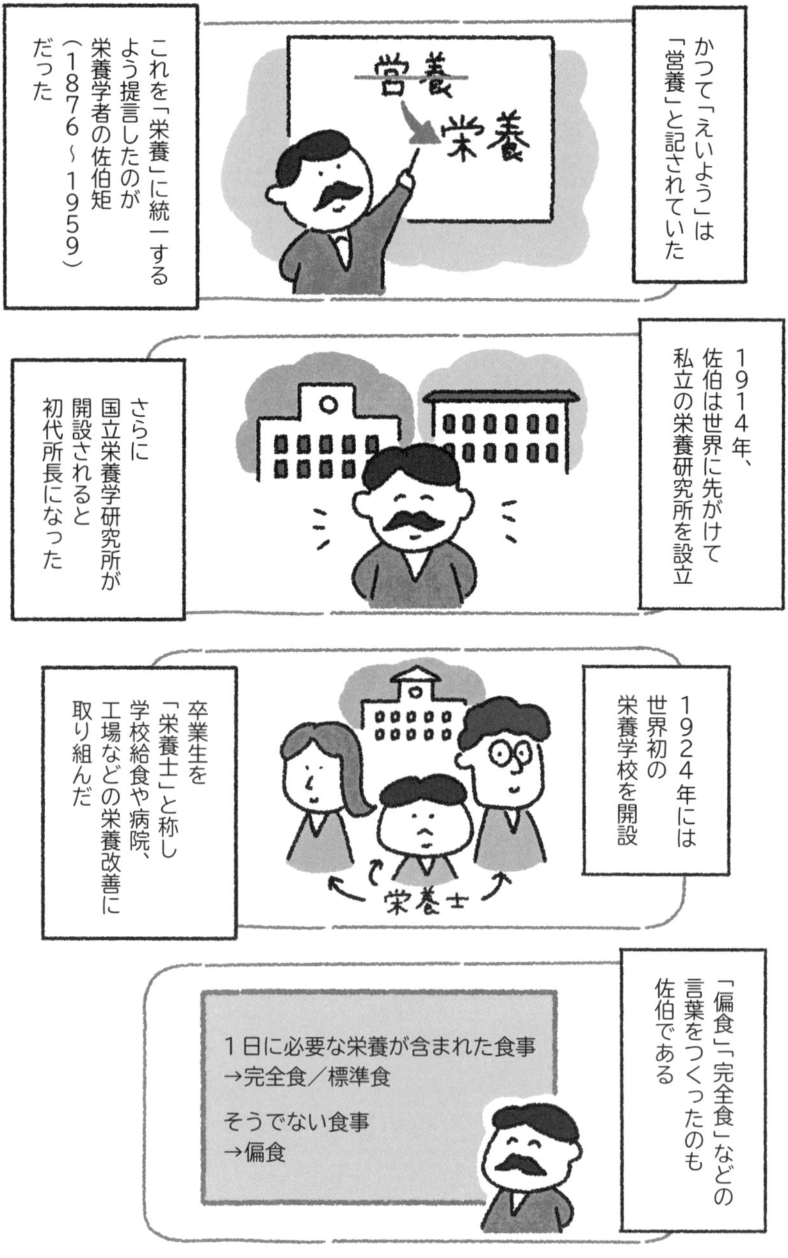
かつて「えいよう」は「営養」と記されていた
営養
栄養
これを「栄養」に統一するよう提言したのが栄養学者の佐伯矩（1876～1959）だった
1914年、佐伯は世界に先がけて私立の栄養研究所を設立
さらに国立栄養学研究所が開設されると初代所長になった
1924年には世界初の栄養学校を開設
栄養士
卒業生を「栄養士」と称し学校給食や病院、工場などの栄養改善に取り組んだ
「偏食」「完全食」などの言葉をつくったのも佐伯である
1日に必要な栄養が含まれた食事
→完全食／標準食
そうでない食事
→偏食

大根から消化酵素を発見

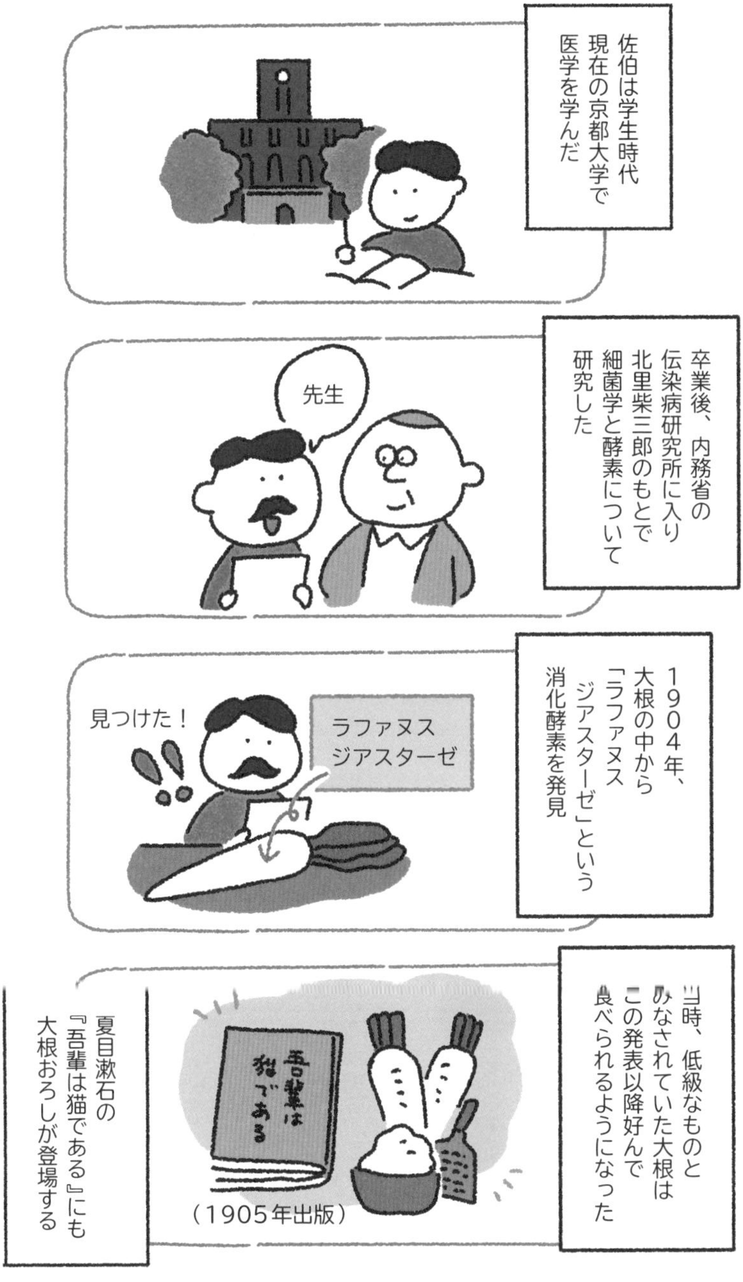

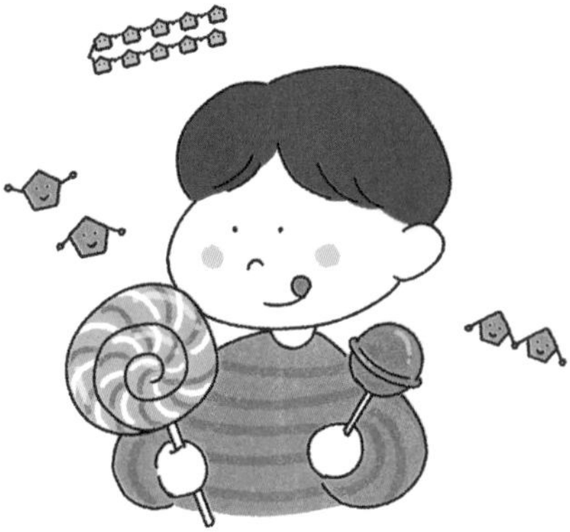

3. やせるために，正しく食事しよう

体重の増減は，摂取エネルギーと消費エネルギーのバランスによって決まります。肥満を解消するには，摂取エネルギーが消費エネルギーよりも少なくなるようにする必要があります。摂取エネルギーは，食事の量で決まります。第3章では，正しい食事について，みていきましょう。

1 私たちの体を動かすにも，エネルギーが必要

お湯をわかすのは，火がもつ熱エネルギー

最初に，エネルギーとは何かについて，簡単にみておきましょう。**エネルギーとは，仕事をすることができる能力のことです。**エネルギーには，「運動エネルギー」「熱エネルギー」「電気エネルギー」「化学エネルギー」など，さまざまな種類があります。

私たちは，生活の中のさまざまな場面で，エネルギーを利用しています。たとえば，火を使ってお湯をわかすときには，火がもつ熱エネルギーを利用しています。ガソリンを使って自動車を動かすときには，ガソリンがもつ化学エネルギーを利用しています。

体を動かすエネルギーは，食べ物から

私たちの体を動かすのにも，エネルギーが必要です。そのエネルギーを，私たちは食べ物から得ています。**この食べ物がもつ化学エネルギーの量をあらわす単位の一つが，「カロリー（cal）」です。**

カロリーはもともと，物理学でエネルギーの量を示すために使われていた単位です。1カロリーは，1グラムの水の温度を1℃上昇させるのに必要なエネルギーの量と定義されています。**食べ物がもつ化学エネルギーの量をあらわす場合は，「キロカロリー（kcal）」（＝1000カロリー）が単位として多く使われています。**

エネルギー源

アルコールランプ，自動車，ヒトのエネルギー源をえがきました（A～C）。

A. アルコールランプ

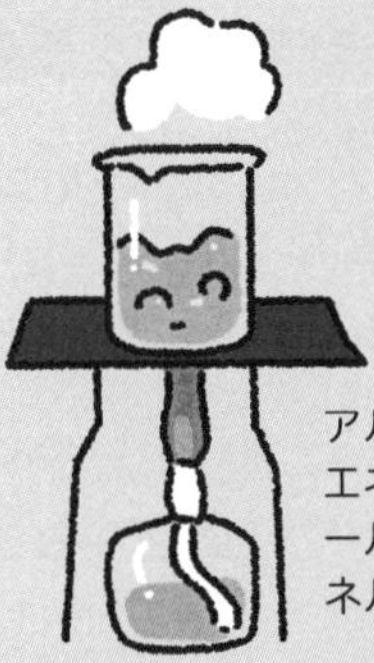

アルコールランプでお湯をわかす場合，エネルギー源はアルコールです。アルコールがもつ化学エネルギーが，火の熱エネルギーなどに変換されます。

B. 自動車

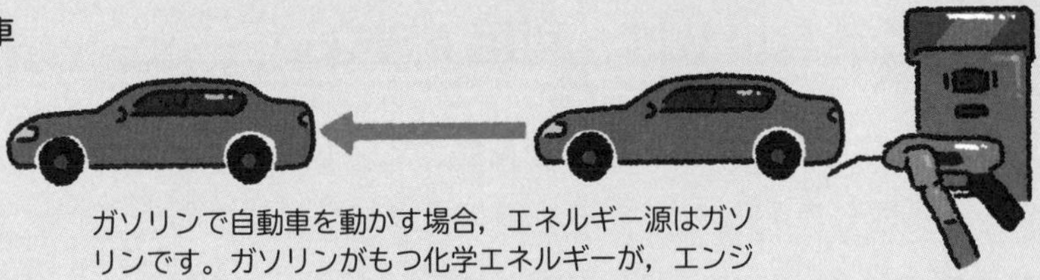

ガソリンで自動車を動かす場合，エネルギー源はガソリンです。ガソリンがもつ化学エネルギーが，エンジン内で気体の熱エネルギーなどに変換されます。

C. ヒト

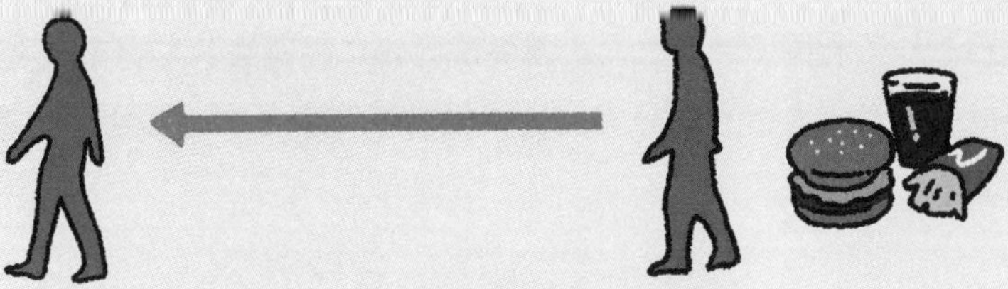

食べ物を食べてヒトが活動する場合，エネルギー源は食べ物です。食べ物のもつ化学エネルギーが，体内でほかの物質の化学エネルギーに変換されたり，体温（熱エネルギー）に変換されたりします。

2 掲載されているのは，ヒトが利用可能なエネルギーの量

食べ物のエネルギーの量は，燃やしてはかる

食品がもつ化学エネルギー（以下エネルギー）の量は，その食品を燃やすことで知ることができます。

食品を特殊な容器に入れ，その容器を一定量の水の中に入れておきます。そして容器の中を酸素で満たして，食品を瞬時に燃やします。すると，その熱で容器の外の水が温められます。このとき，水の温度がどれだけ上昇したかをはかることで，その食品がもつエネルギーの量が求められるのです。

消化吸収できない分は，利用できない

さまざまな食品のエネルギーが掲載されている「日本食品標準成分表（食品成分表）」には，食品を実際に燃やしてはかったときに得られる値よりも，小さい値が掲載されています。それは，ヒトは食べ物を食べても，食べ物のすべてを消化吸収できるわけではないからです。消化吸収できない分は，当然ヒトの活動のためのエネルギー源として利用できません。**食品成分表に掲載されているエネルギーは，そのことが考慮された，人が利用可能なエネルギーの量なのです。**

注：売られている食品に表示されているエネルギーも，ヒトが利用可能なエネルギーの量です。

食品のエネルギー

食品のエネルギーと，運動で消費するエネルギーのイメージをえがきました。

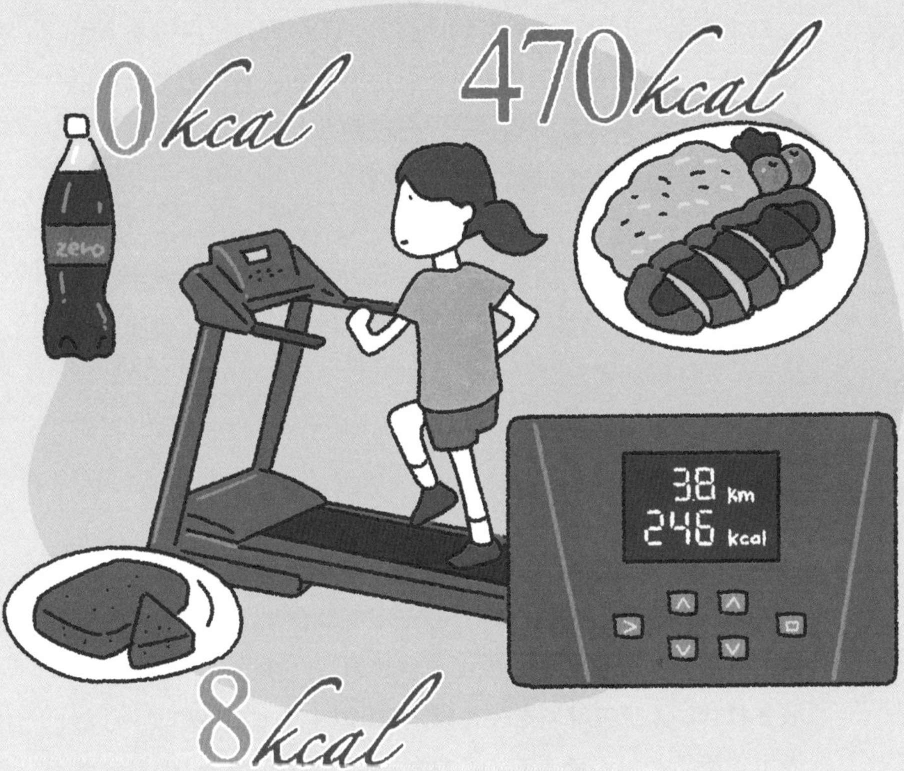

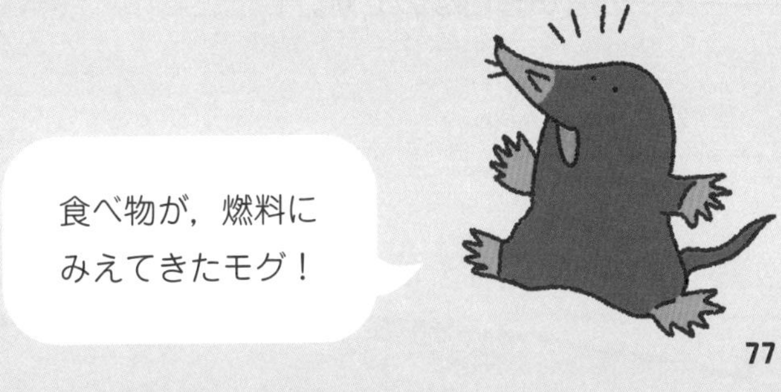

ゼロコーラ

エネルギーのとりすぎを気にして,「ゼロカロリー」をうたったコーラを飲んだことがあるという人も,多いのではないでしょうか。ゼロカロリーだから砂糖が入っていないはずなのに,なぜか甘くありませんでしたか。

実は食品に「ゼロカロリー」と表示されていても,完全にゼロカロリーではないことがあります。厚生労働省の「健康維持増進に関する法律(健康増進法)」では,100グラム(100ミリリットル)あたり5キロカロリー以下の場合は,「ゼロ」と表記していいことになっているためです。

さらにゼロカロリーのコーラは,普通の砂糖ではなくて,人工甘味料を使って甘い味つけをしています。ごく少量で砂糖の何百倍もの甘さをもつ人工甘味料や,甘いだけで消化吸収されない人工甘味料を使えば,甘いのに「ゼロカロリー」と表示することができます。これが,「ゼロカロリー」のコーラが甘い理由なのです。

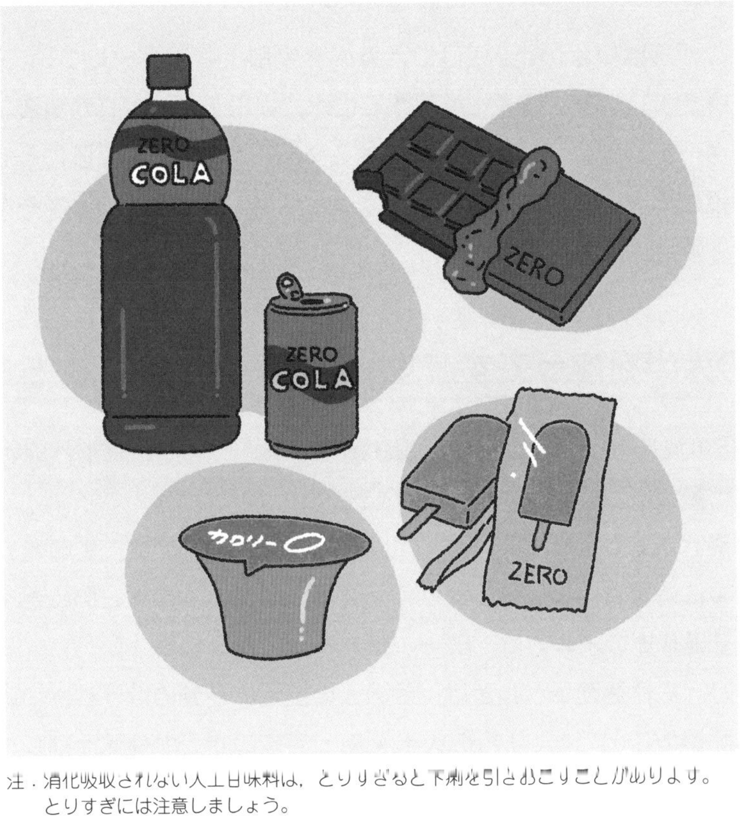

注．消化吸収されない人工甘味料は，とりすぎると下痢を引きおこすことがあります。
とりすぎには注意しましょう。

3 1日の消費エネルギーは，基礎代謝から計算できる！

生活の活動のはげしさに応じた数値をかける

ここからはいよいよ，1日にとるべき摂取エネルギーについて，みていきましょう。肥満を解消するには，摂取エネルギーが消費エネルギーよりも少なくなるようにする必要があります。**1日にとるべき摂取エネルギーを知るためには，まず1日の消費エネルギーを知る必要があります。**

1日の大半を座ってすごす人は，基礎代謝に1.5

1日の消費エネルギーは，「基礎代謝」の値に，「身体活動レベル」をかけ算することで推定できます（右の計算式）。

基礎代謝とは，何もしないでじっとしているときに，生命維持のために消費される1日あたりの必要最小限のエネルギーのことです。基礎代謝の求め方は，82～83ページで紹介します。

一方，身体活動レベルとは，その人の生活の活動のはげしさに応じた数値のことです。1日の大半を座ってすごす人の身体活動レベルは1.5，座っていることが多いものの立ち仕事や軽いスポーツなどもする人の身体活動レベルは1.75，立ち仕事や移動の多い仕事やはげしいスポーツをする人の身体活動レベルは2.0です。

1日の消費エネルギー

1日の消費エネルギーの計算式（1）と，身体活動レベル（2），1日の消費エネルギーの計算例（3）をえがきました。基礎代謝の求め方は，82～83ページで紹介します。

1. 1日の消費エネルギーの計算式

1日の消費エネルギー＝基礎代謝×身体活動レベル

2. 身体活動レベル

日常生活の内容	身体活動レベル
1日の大半を座ってすごす	低い，1.5
座っていることが多いものの立ち仕事や軽いスポーツなどもする	普通，1.75
立ち仕事や移動の多い仕事やはげしいスポーツをする	高い，2.0

3. 1日の消費エネルギーの計算例

（a）基礎代謝が1560kcalで，
身体活動レベルが1.5の場合

1日の消費エネルギー ＝1560kcal×1.5
＝2340kcal

（b）基礎代謝が1560kcalで，
身体活動レベルが2.0の場合

1日の消費エネルギー ＝1560kcal×2.0
＝3120kcal

4 じっとしてますけど？ それでも生じる基礎代謝

基礎代謝は，組織や器官ごとにことなる

ヒトはじっとしていても，ただ生きているだけで，心拍や呼吸，体温の維持などでエネルギーを消費します。そのエネルギーが，基礎代謝です。

基礎代謝は，体の組織や器官ごとにことなります。1日の基礎代謝の量は，筋肉（骨格筋）が1キログラムあたり約13キロカロリー，

体重1キロの1日の基礎代謝

年齢別の体重1キログラムあたりの1日の基礎代謝の量を，棒グラフにしたものです。左ページが男性，右ページが女性です。

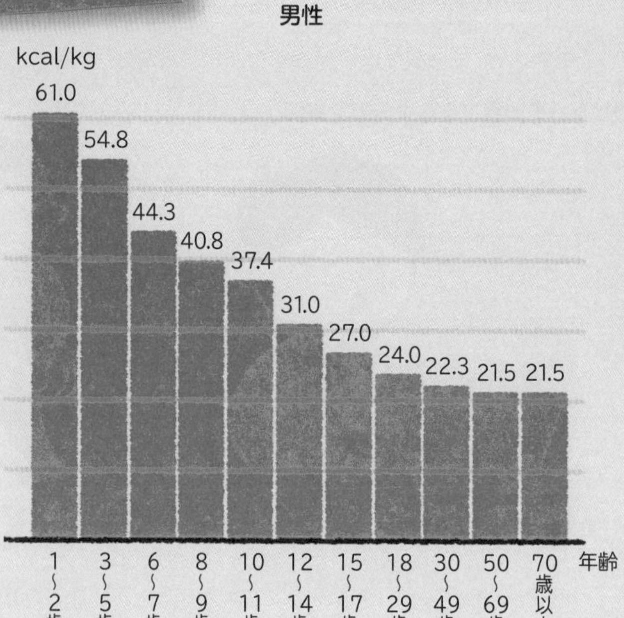

脂肪組織は1キログラムあたり約4.5キロカロリーです。同じ重さで比較すると，筋肉のほうが基礎代謝が高いことになります。

基礎代謝は，グラフから計算できる

基礎代謝の値は，下のグラフに示した「年齢別の体重1キログラムあたりの1日の基礎代謝の量」の値に，体重をかけ算することで求められます。ただ肥満の人の場合は，脂肪の割合が大きいため，計算された値は実際の基礎代謝よりも大きくなります。

男性と女性の比較では，男性の方が基礎代謝が高い傾向にあります。これは，男性の方が体重が重いことや，筋肉の割合が高いことが理由です。

女性

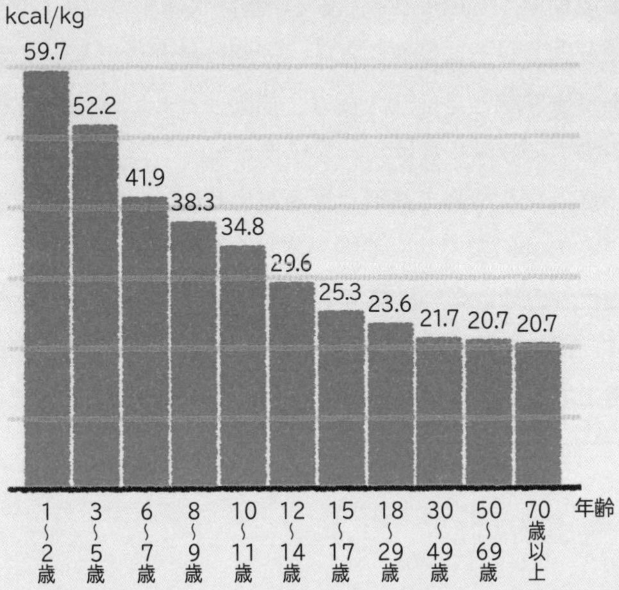

5 筋肉が減ってしまうと，基礎代謝も減ってしまう

基礎代謝の２２％が，筋肉の基礎代謝

右のグラフは，体の各組織や各器官の基礎代謝が，体全体の基礎代謝の何％を占めているかをあらわしたものです。個人差はあるものの，おおまかにいえば，筋肉（骨格筋）が22％，脂肪組織が4％，肝臓が21％，脳が20％，心臓が9％，腎臓が8％，その他が16％です。**このうち，人為的にふやすことができるのは，脂肪組織の基礎代謝を除くと，筋肉の基礎代謝だけです。**

加齢とともに，筋肉の量が減りやすくなる

筋肉の量が減ってしまうと，筋肉の基礎代謝も減ってしまいます。そのため筋力トレーニングなどで，筋肉の量が減らないようにする必要があります。とくに成人後は，加齢とともに筋肉の量が減りやすくなるので，注意しなければなりません。

ただ，筋肉をふやして基礎代謝を高めれば，いくら食べても太らないというのは幻想です。筋肉の量を1キログラムふやしたとしても，基礎代謝の量は単純計算で1日約13キロカロリーしかふえないためです。筋肉の量が減らないようにするとともに，摂取エネルギーが消費エネルギーよりも少なくなるようにする必要があるのです。

基礎代謝の内訳

体の各組織や各器官の基礎代謝が，体全体の基礎代謝の何％を占めているかをあらわしたグラフです。女性の場合は，筋肉の割合が下がります。

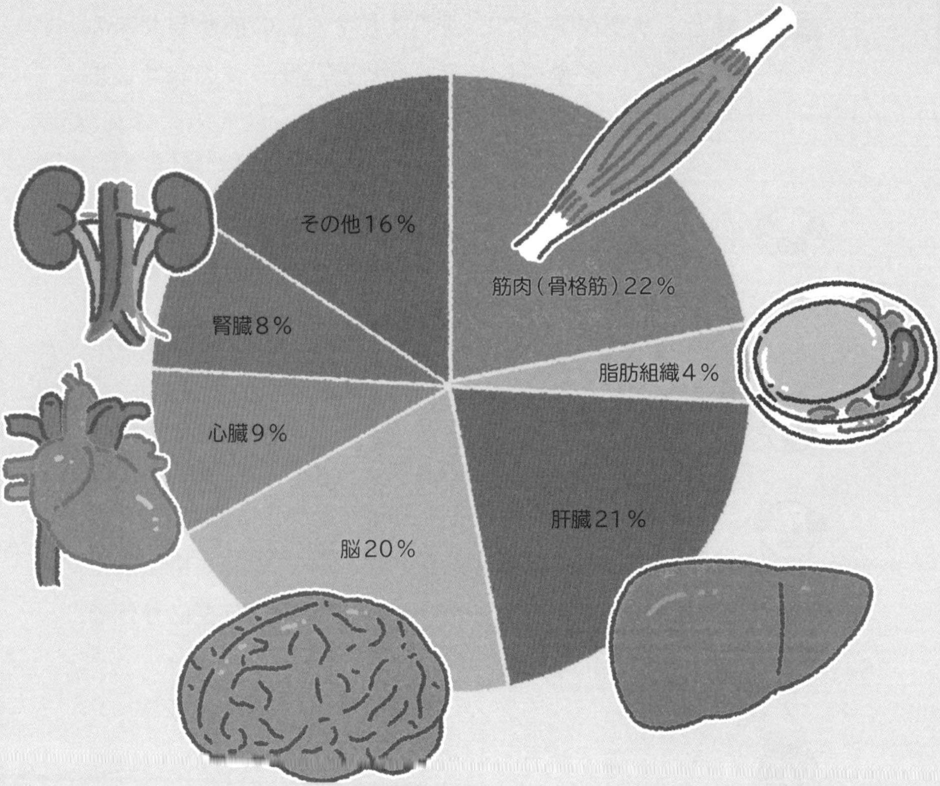

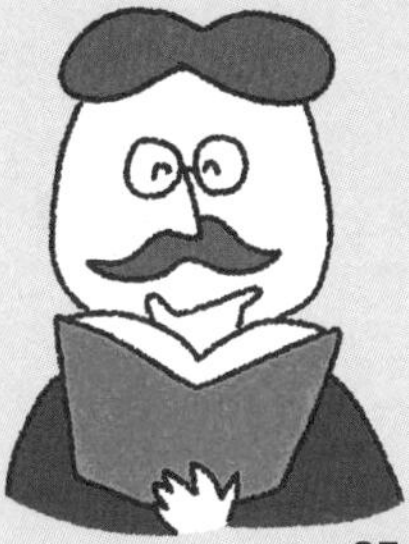

肝臓や脳の基礎代謝も，とても大きな割合を占めているのだ。

博士！
教えて!!

サラダ味って，何ですか？

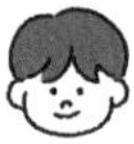
博士，サラダ味って，何ですか？　この前サラダ味のおせんべいを食べたんですけれど，サラダの味はしませんでした。

ふむ。サラダ味のサラダというのは，サラダ油《ゆ》のことじゃ。サラダ油をかけて，食塩などの調味料をまぶしたものを，サラダ味とよんでおる。

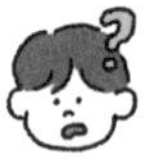
えっ，サラダ油？

うむ。植物の種や実から生成した油を，植物《しょくぶつ》油《ゆ》という。植物油のうち，低温でもにごらないなどの規格を満たしたものを，サラダ油というんじゃ。サラダにかけるドレッシングにも適しているから，サラダ油じゃ。

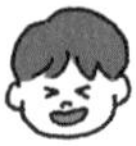
へぇ～。僕，サラダ味のおせんべいは好きだけれど，サラダはあんまり好きじゃないな。

サラダも食べなきゃだめじゃ。ドレッシングをかけたら，サラダ味に近づくはずじゃ。

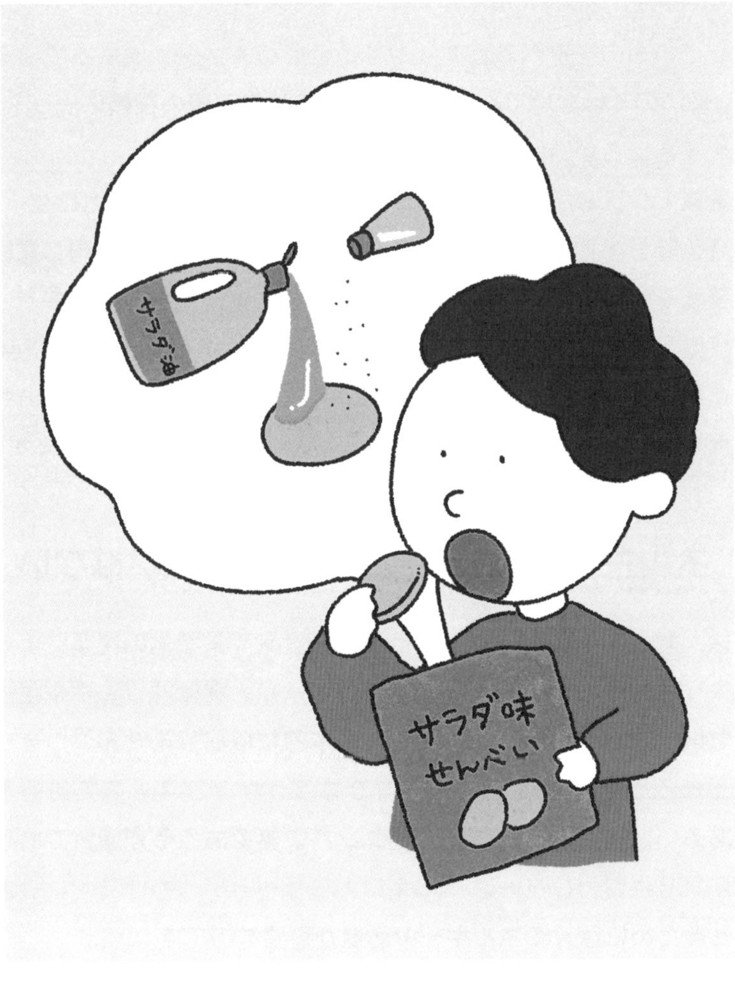
サラダ油
サラダ味
せんべい

6 何を食べたらいいんだ!! 太る食品はどれですか

脂質は，エネルギーが過剰になりやすい

油っこいものを食べると太りやすいというイメージをもっている人は，多いのではないでしょうか。食べ物や栄養素の種類によって，太りやすさにちがいはあるのでしょうか。

栄養素１グラムがもつエネルギーは，炭水化物が４キロカロリー，タンパク質も４キロカロリー，脂質が９キロカロリーです。**同じ重さの栄養素をとった場合，脂質のエネルギーが最も高くなります。**つまり，脂質を多く含む食べ物は，食べた量が少なくても，エネルギーが過剰になりやすいということです。その意味では，油っこいものを食べると太りやすいというのは，まちがいではないといえます。

同じエネルギーなら，太りやすさにちがいはない

では，同じエネルギーをとった場合，食品や栄養素の種類によって，太りやすさにちがいはあるのでしょうか。**実は同じエネルギーであれば，太りやすさのちがいは，基本的にはありません。**つまりご飯であろうがパンであろうが肉であろうがマヨネーズであろうが，あるいは炭水化物であろうがタンパク質であろうが脂質であろうが，100キロカロリーは100キロカロリーというわけです。つまりやせるためには，エネルギーの総量が重要なのです。

100キロカロリーの食品

ご飯，食パン，牛肉(リブロース)，マヨネーズの，100キロカロリーの重さをえがきました。同じエネルギーであれば，食品や栄養素による太りやすさのちがいは，基本的にはありません。

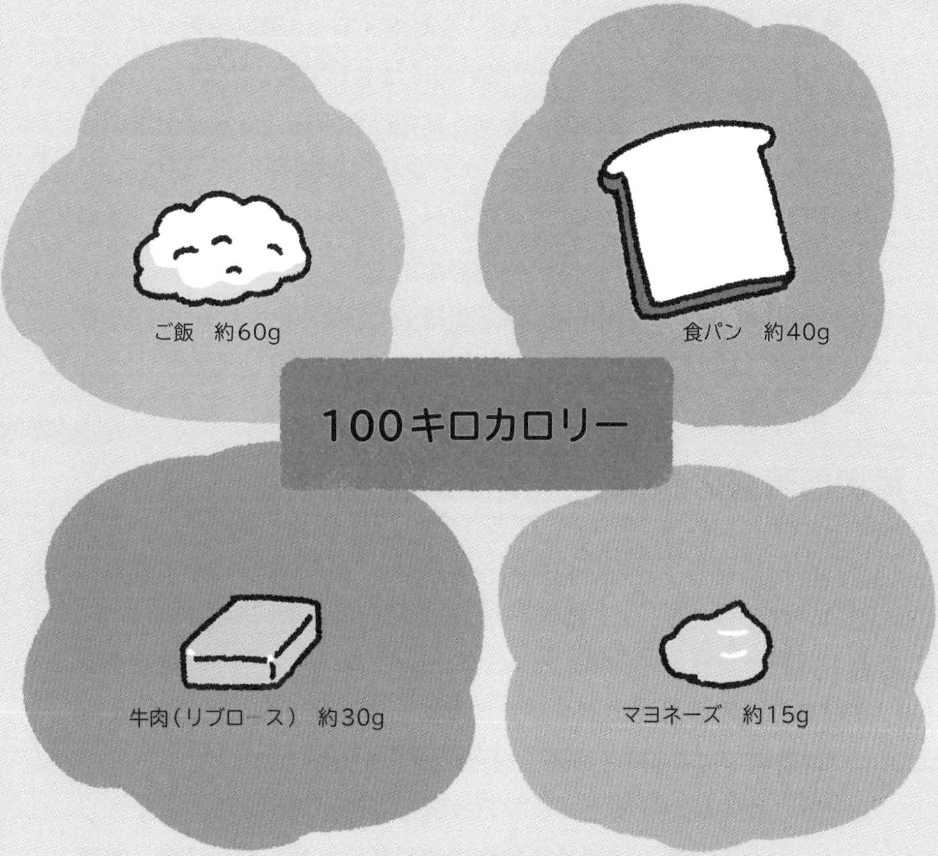

7 糖質制限ダイエットは，おすすめできない

結局，体重の減少量は同じになる

食事に含まれる炭水化物（糖質）を制限する，「糖質制限ダイエット」を聞いたことがある人も，多いのではないでしょうか。

摂取エネルギーは同じで，炭水化物だけを極端に減らした食事をつづけた場合と，栄養素のバランスを保った食事をつづけた場合の，体重の変化を記録した実験があります。実験では，炭水化物だけを極端に減らした食事をつづけた場合の方が，体重が早く減少しました。**しかし長期間が経過したあとには，体重の減少量は同じになりました。**

腎機能障害の悪化や，心筋梗塞，脳梗塞

食事に含まれる炭水化物を制限することは，血糖値の急上昇を防ぐ効果があるとして，「糖尿病」の患者に有効とする説もあります。しかし日本糖尿病学会は，2013年3月，「総エネルギー摂取量を制限せずに，炭水化物のみを極端に制限して減量を図ることは，（中略）現時点ではすすめられない」との提言を出しています。

炭水化物を制限すると，タンパク質と脂質が増加することになります。**タンパク質の増加は腎機能障害を悪化させる可能性が，脂質の増加は心筋梗塞や脳梗塞などを引きおこす可能性があります。**

糖質制限による不調

炭水化物は，体の主なエネルギー源です。また，炭水化物が分解されてできるブドウ糖は，脳の主なエネルギー源となります。炭水化物の極端な制限は，ブドウ糖不足による体の不調を招きます。

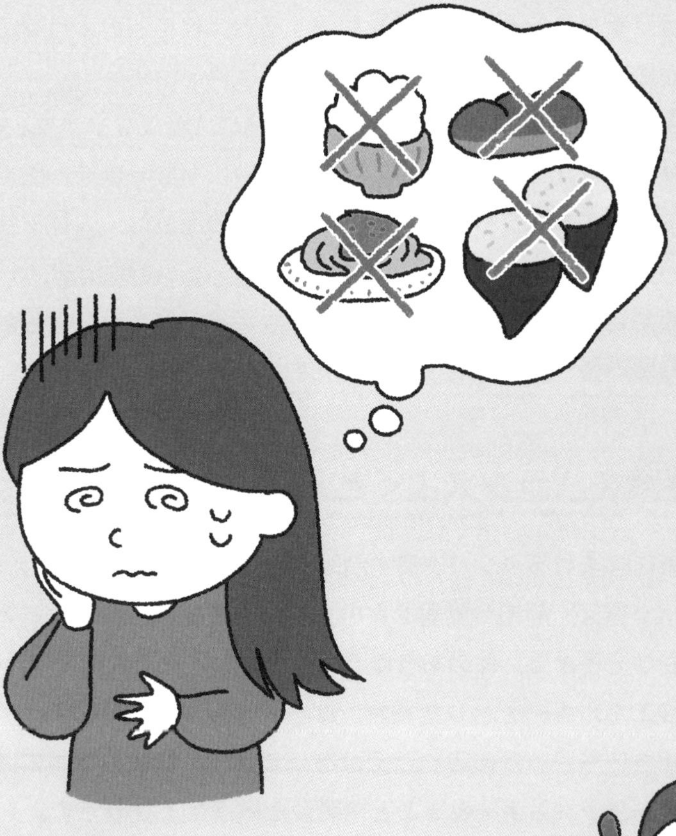

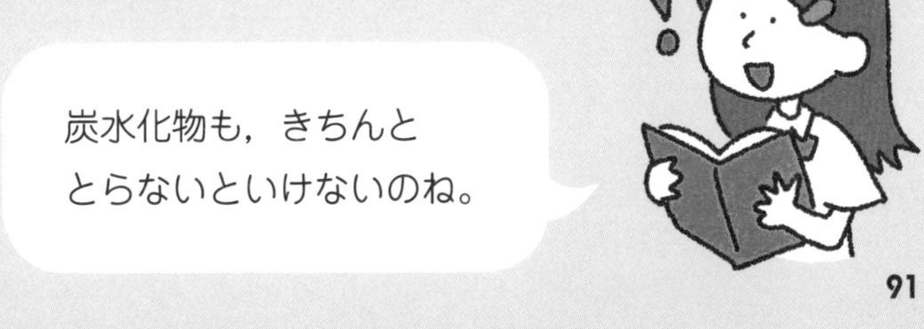

8 脂質制限ダイエットも，おすすめできない

一部の脂質は，人体で合成できない

では，食事に含まれる脂質を制限すると，体にどのようなことがおきるのでしょうか。

脂質は，全身の細胞の細胞膜や核膜の構成成分になります。また，胆汁酸や，さまざまなホルモンなどの材料にもなります。脂溶性のビタミンを運ぶはたらきもあります。一部の脂質は，人体で合成できない必須の栄養素です。**脂質を極端に減らした食事をつづけると，細胞膜や血管が弱くなったり，肌が荒れたり，視力が低下したりといった悪影響が出る可能性があります。**

各栄養素をバランスよくとることが重要

食事に含まれるタンパク質を制限することは，問題外といえます。タンパク質は，筋肉や臓器などの大きな構造物から酵素や抗体などの小さな分子まで，体のあらゆるものの材料となるからです。

同じエネルギーをとった場合，食品や栄養素の種類によって，太りやすさにちがいがあるわけではありません。**健康のためには，各栄養素をバランスよくとることが重要ということなのです。**

脂質制限による不調

脂質は，細胞の膜や胆汁酸，ホルモンなどの材料になります。脂質の極端な制限は，肌荒れや視力の低下などの，体の不調を招きます。

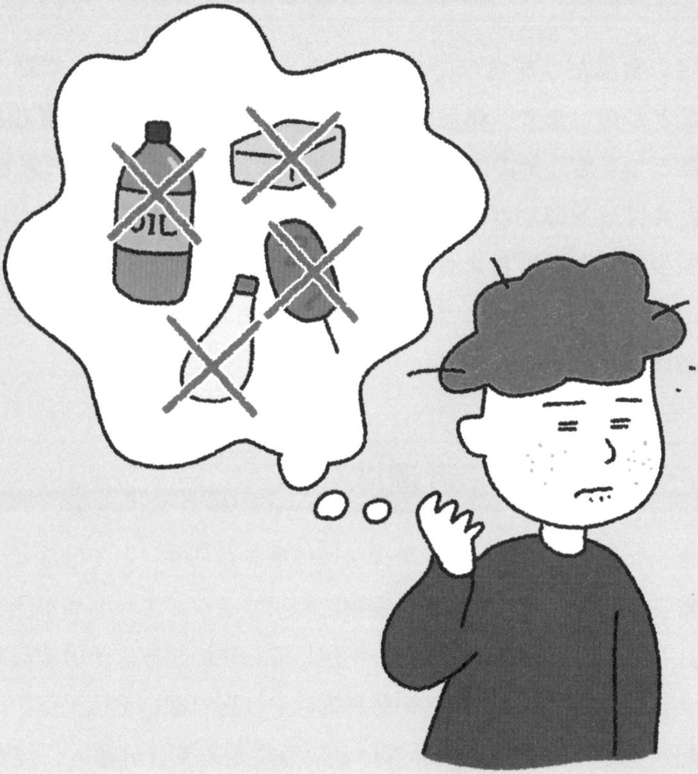

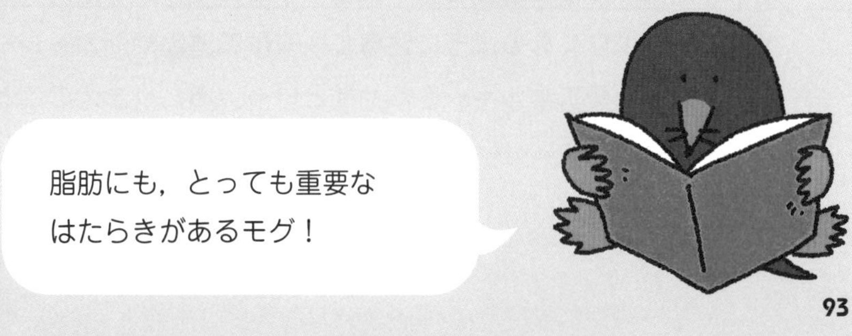

9 単品ダイエットも，当然おすすめできない

単品ダイエットの効果は，短期的なもの

特定の食品だけを食べつづける「単品ダイエット」が，突然流行することがあります。**単品ダイエットによって体重を減らすことができたとしても，その効果は短期的なものであると考えられます。**

たとえばリンゴだけを何日間か食べつづけた場合は，たしかに体重は減少するかもしれません。しかしそれは，ほとんどが水分であるリンゴだけを食べたことによって，一時的に便秘が解消されただけである可能性が高いです。

結局，ダイエットに近道はない

健康的なダイエットとは，無理矢理体重を減らすことではなく，脂肪を減らすことです。栄養素を極端に制限するダイエットや単品ダイエットでは，体に必要な栄養素が不足してしまいます。そのようなダイエットをつづければ，体への悪影響はさけられないでしょう。

結局，ダイエットに近道はないということです。健康的に体重を減らすには，食事や間食に気をつけて摂取エネルギーが消費エネルギーよりも少なくなるように注意し，有酸素運動や筋力トレーニングによって消費エネルギーをふやすという，あたりまえのことを地道につづけるしかないのです。

リンゴダイエット

過去に流行した単品ダイエットの例として，リンゴダイエットをえがきました。リンゴダイエットによる体重の減少は，一時的に便秘が解消されただけである可能性が高いです。

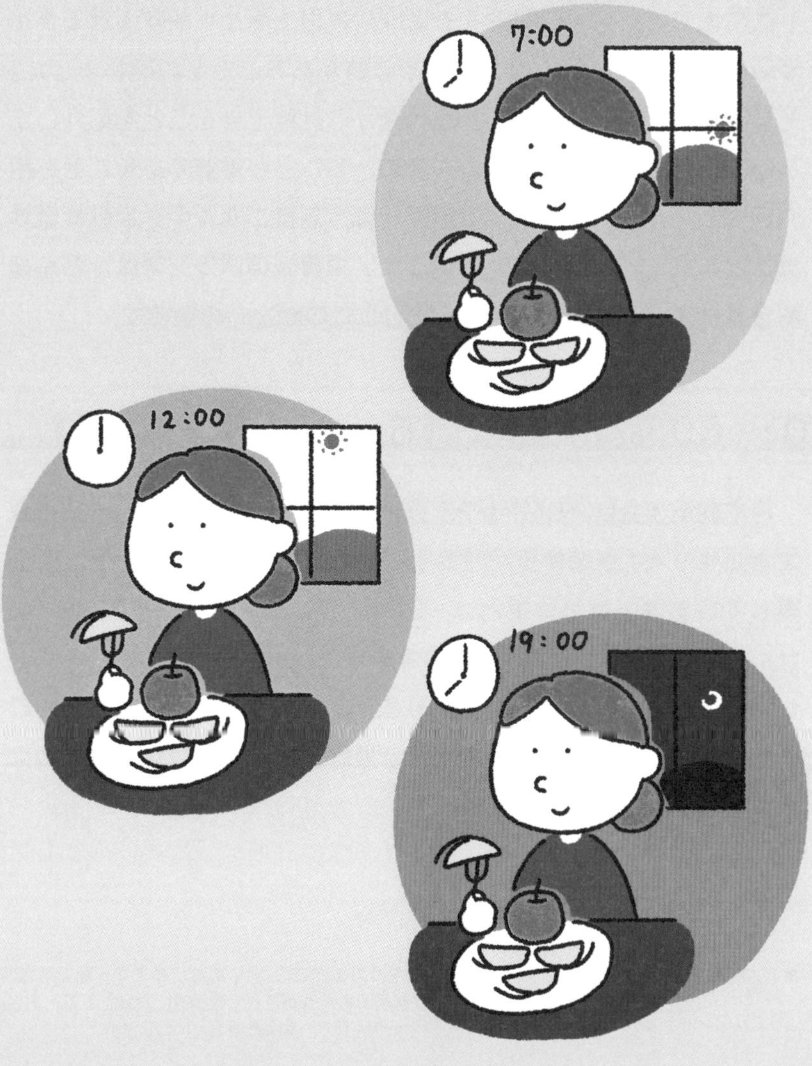

10 具体的に教えて！　摂取エネルギーと栄養素のバランス

摂取エネルギーと栄養素のバランスの値

ここまでに，肥満を解消するには，摂取エネルギーが消費エネルギーよりも少なくなるようにする必要があることを説明しました。そして消費エネルギーは，基礎代謝から計算できることを紹介しました。また，栄養素をバランスよくとることが重要であることも紹介しました。**では，摂取エネルギーは，消費エネルギーよりも低ければどんな値でもいいのでしょうか。栄養素のバランスは，どんな割合がいいのでしょうか。それを記したのが，右の値です。**

50～60％炭水化物，15～20％タンパク質

日本肥満学会は，BMI が25 以上で肥満症[※1]の人は，1日の摂取エネルギーを「標準体重× 25 」キロカロリー以下にすることを推奨しています。標準体重とは，BMIの値が22となる体重です。また，栄養素のバランスは，摂取エネルギーの50～60％が炭水化物，15～20％がタンパク質，20～25％が脂質になるようにすることを推奨しています。自分の1日の摂取エネルギーや各栄養素のエネルギーを，計算してみましょう。

※1：肥満と肥満症はことなります。肥満は，BMIの値が25以上である状態です。肥満症は，BMIの値が25以上で，健康障害があるか健康障害が予測され，医学的に減量を必要とする状態です。また，BMIの値が35以上で同様の状態を，高度肥満症といいます。

推奨されている治療食の値

肥満症に対する治療のガイドラインとして推奨されている，治療食の1日の摂取エネルギー（A）と，治療食の栄養素のバランス（B）をまとめました。それぞれ，WHOの推奨値と日本肥満学会の推奨値があります。

A. 治療食の1日の摂取エネルギー

A1. WHOの推奨値

BMIが30以上の肥満の人は，
現在摂取しているカロリーよりも
500～600キロカロリー少ない値

A2. 日本肥満学会の推奨値

BMIが25以上で肥満症の人は，
「標準体重×25」キロカロリー以下

BMIが35以上で高度肥満症の人は
「標準体重×（20～25）」キロカロリー以下

B. 治療食の栄養素のバランス

B1. WHOの推奨値

炭水化物：1日の摂取エネルギーの55～60％以上
タンパク質：1日の摂取エネルギーの15％以上
脂質：1日の摂取エネルギーの20～30％以下

B2. 日本肥満学会の推奨値

炭水化物：1日の摂取エネルギーの50～60％
タンパク質：1日の摂取エネルギーの15～20％
脂質：1日の摂取エネルギーの20～25％

注1：標準体重は，BMIの値が22となる体重です。標準体重＝{身長（m）}^{2}×22。
注2：各栄養素のエネルギーは，炭水化物が1グラムあたり4キロカロリー，タンパク質が1グラムあたり4キロカロリー，脂質が1グラムあたり9キロカロリーです。

断食382日

ギネス世界記録によると，断食の世界最長記録は，なんと382日間だそうです。記録をつくったのは，スコットランドのアンガス・バルビエーリ（1939～1990）さんです。

バルビエーリさんは1965年6月，ダンディーのメリーフィールド病院に入院しました。**入院当時の体重は，約214.1キログラムでした。そして1966年7月まで1年以上の断食を行い，約80.7キログラムの体重で退院しました。**減った分の体重は，約133.4キログラムでした。

病院の医師は当初，短期間の断食を計画していたそうです。**しかし，バルビエーリさんが理想の体重になりたいと熱望し，また体調にも問題がみられなかったため，断食を継続したといいます。**断食の期間中，バルビエーリさんが口にしたのは，ビタミンやミネラルのほかに，水やお茶などの飲み物だけでした。バルビエーリさんの強い意志が，長期間の断食を成功させたのかもしれません。

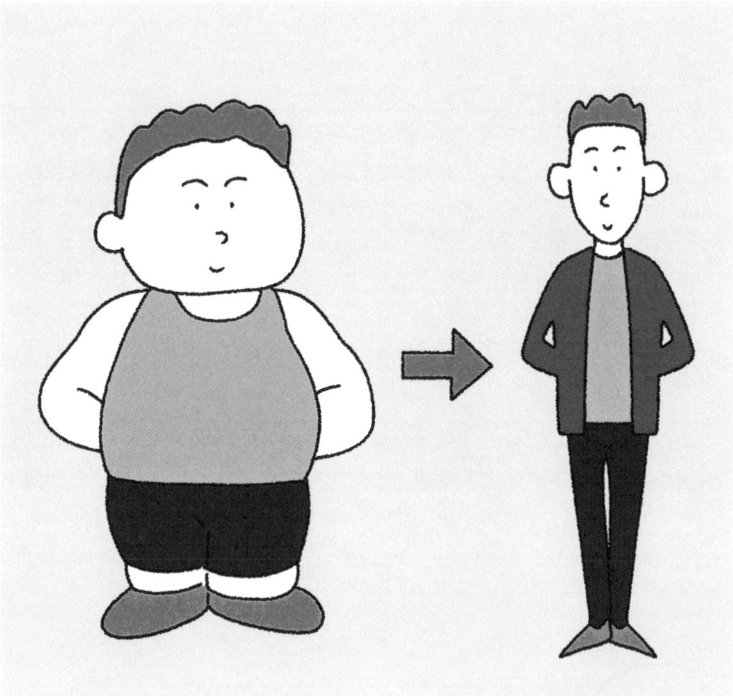

注：肥満症の治療は，医師の指導のもと，適切に行われる必要があります。断食は，命にかかわる危険な行為です。自分の判断で行わないようにしましょう。

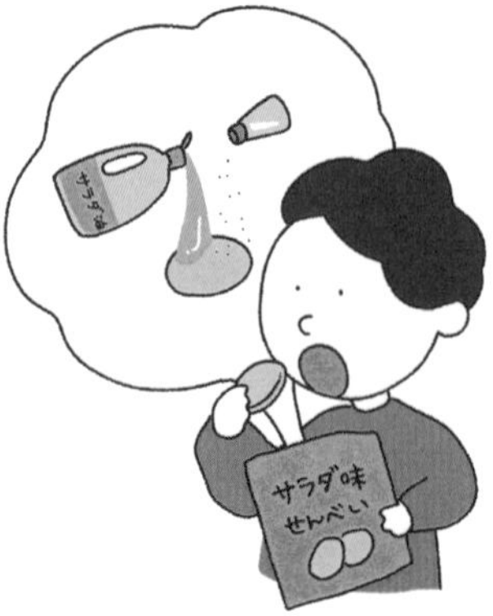
サラダ味
せんべい

4. やせるために，正しく運動しよう

肥満を解消するには，摂取エネルギーが消費エネルギーよりも少なくなるようにする必要があります。そのうち，消費エネルギーをふやすために重要なのが，有酸素運動や筋力トレーニングなどの運動です。第4章では，運動について，みていきましょう。

1 やろう！　消費エネルギーは，日常生活でふやせる

消費エネルギーをふやすために重要な運動

消費エネルギーの内訳は，基礎代謝によるものがおよそ60％,「食事誘発性熱産生」によるものがおよそ10％，そして運動によるものがおよそ30％といわれています。食事誘発性熱産生とは，食事によって増加した基礎代謝の，増加分のことです。**このうち，消費エネルギーをふやすために重要なのが，運動です。**

運動は，大きく分けて二つにわけられます。一つは，有酸素運動や筋力トレーニングなどです。もう一つは，料理，洗濯，掃除などの，日常生活です。

日常生活の活動量が多い人は，太りにくい

消費エネルギーをふやすための運動と聞いて，有酸素運動や筋力トレーニングのことを思い浮かべる人も多いのではないでしょうか。**しかし近年，日常生活の活動量の多い人は太りにくい，という研究結果が注目されています。**太りやすい人は太りにくい人とくらべて，歩行などを含めた立位の活動が，1日平均約150分短かったという研究結果もあります。つまり，家事や立ち仕事をふやすことでも，消費エネルギーをふやすことはできるのです。

日常生活の活動の例

日常生活の活動の例をえがきました。日常生活の活動量が多い人は，太りにくいといわれています。

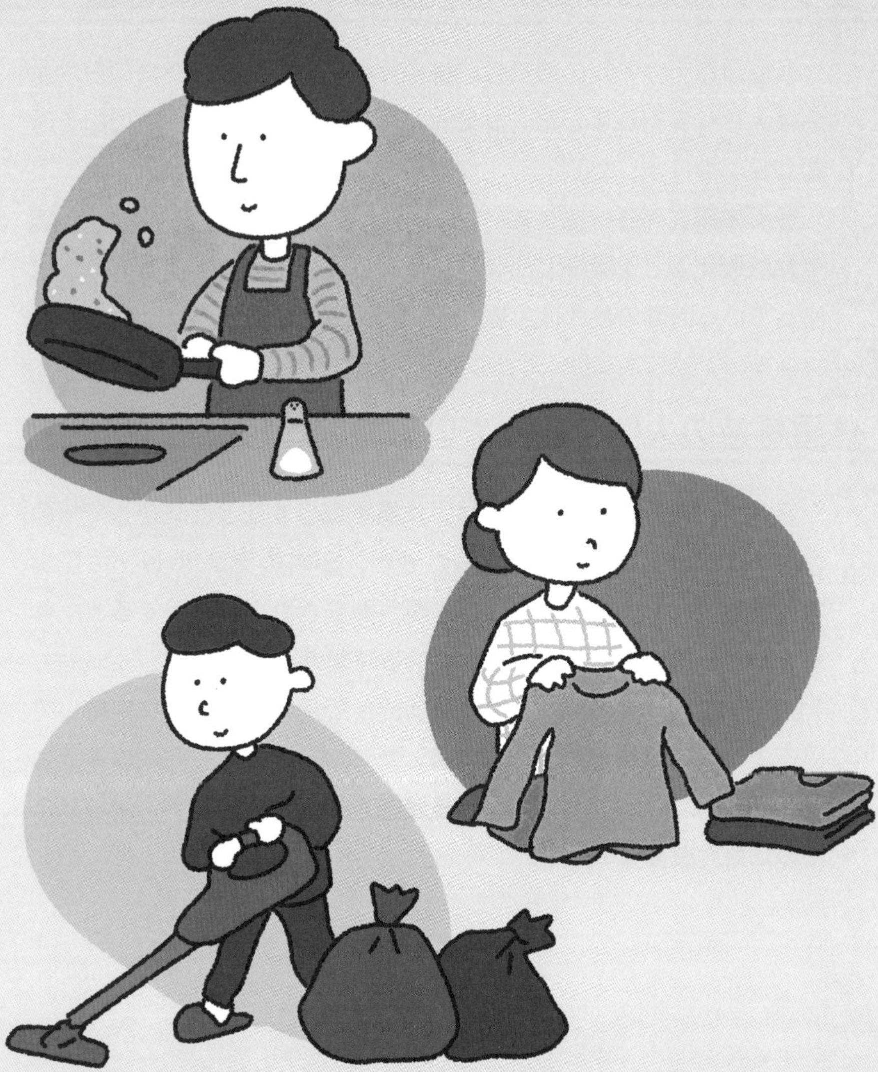

2 座っている時間を減らせば，リバウンドを防げる

座っている時間の長さは，健康にとって大問題

新型コロナウイルス感染症の感染拡大によって，私たちの日常生活は大きく変化しました。リモートワークが普及し，座っている時間が長くなりました。

多くの研究から，座っている時間が長くなればなるほど，糖尿病や動脈硬化などの病気にかかりやすくなることがわかっています。座っている時間の長さは，健康にとって大きな問題なのです。

体重維持の人は，座っている時間が短い

アメリカで行われた研究では，体重を減らすことに成功してその体重を1年以上維持している人たちと，BMIの値が30以上の肥満の人たちの，1日の座っている時間が調査されました。すると，体重を維持している人たちの座っている時間は，肥満の人たちよりも，1日平均約3時間短いことがわかりました。また，体重を維持している人たちが立っている間に消費したエネルギーは，肥満の人たちの倍以上ありました。**座っている時間を短くすることは，太らないためにも，重要なのです。**

注：新型コロナウイルス感染症の感染拡大防止のために，自宅で過ごすことがふえました。食べすぎや運動不足による，いわゆる「コロナ太り」に，注意が必要です。

座っている時間が長い人

座っている時間が長い人をえがきました。座っている時間が長い人は，うつ症状などの心理的な影響を受けている場合もあるといわれています。

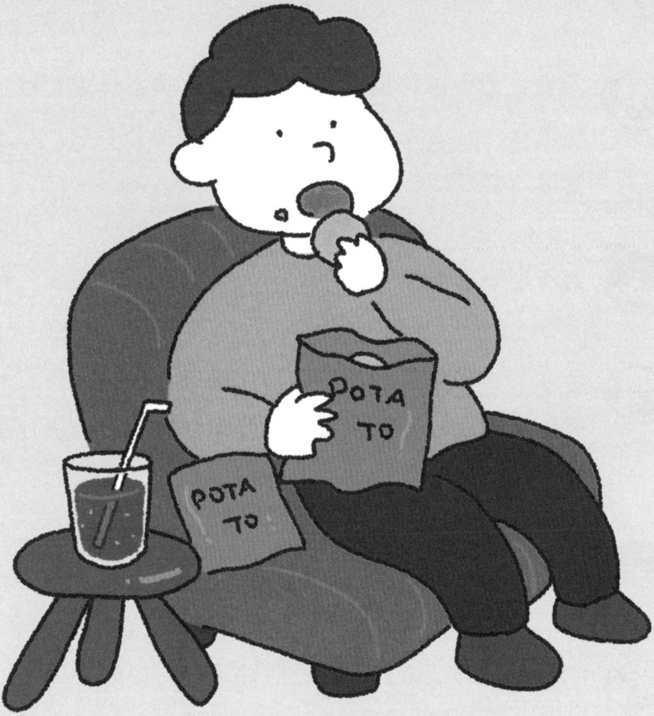

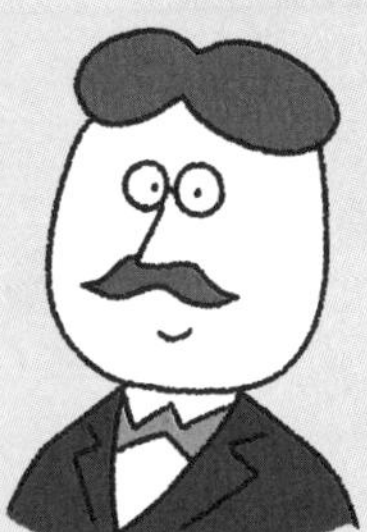

リモートワークで働く場合は，連続で座りつづけないように心がけよう。

博士！
教えて!!

力士は，肥満なんですか？

博士，力士は肥満なんですか？

ふむ。力士は体重が重いから，身長と体重だけで判断したら，ほとんどの力士が肥満じゃろうな。じゃが力士は，必ずしも肥満とはいえないんじゃ。

どうしてですか？

まず力士の体重が重いのは，筋肉が多いからじゃ。筋肉は脂肪よりも重いから，筋肉が多いと体重が重くなってしまうんじゃ。

へぇ～。

それから力士は，皮下脂肪はついているものの，内臓脂肪が極端に少ないという，普通の人とはちがう体をしておる。じゃから，外見が太ってみえても，肥満とは限らないんじゃ。

そうなんだ～。

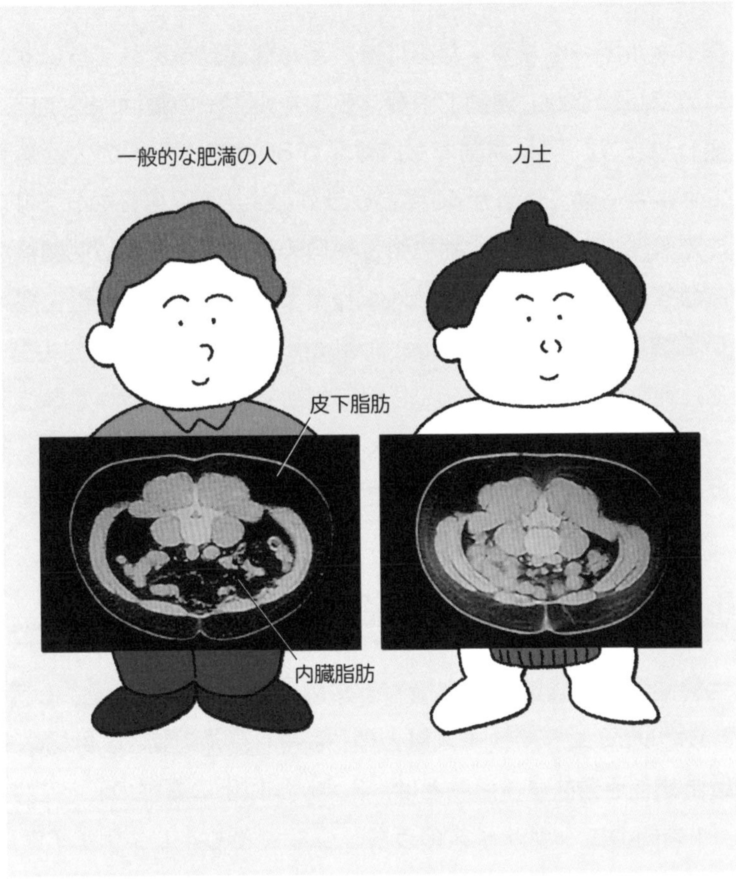

左は，一般的な肥満の人のおなかの断面の画像です。右は，力士のおなかの断面の画像です。おなかの断面の画像は，下がへそ側です。力士は，内臓脂肪が極端に少ない体をしています。

3 運動…。どんな運動を，どれくらいすればいいの

運動の単位，「メッツ」と「エクササイズ」

消費エネルギーをふやすためには，どんな運動をどれくらいすればいいのでしょうか。運動で消費するエネルギーの量は，体重によって変わります。同じ運動でも，体重が80キログラムの人が消費するエネルギーは，体重が40キログラムの人の約2倍になります。

そこで厚生労働省は，運動の強さを個人の体重のちがいに関係なくあらわすために，「メッツ」と「エクササイズ」という単位を提案しています。 メッツとは，「metabolic equivalents」（代謝の量）の略で，運動の強さが安静時の何倍に相当するかをあらわす単位です。一方，エクササイズとは，「メッツの値×活動した時間」で求められる，運動の量をあらわす単位です。

1週間あたり23エクササイズ以上が目標

厚生労働省は，健康な体をつくるために必要な運動の量として，1週間あたり23エクササイズ以上の「活発な身体活動」を目標にあげています。 活発な身体活動とは，3メッツ以上の運動のことです。また，1週間のエクササイズのうち，少なくとも4エクササイズ以上の「運動」を行うことも目標にあげています。ここでいう運動とは，ジョギングやテニスのように，意図的に行う運動のことです。

さまざまな運動のメッツ

さまざまな運動のメッツを示しました。「メッツの値×活動した時間」が，エクササイズです。

A. 3メッツ未満の活動（活発な身体活動に含まれない）

静かに座っている状態 ………………………………………… 1.0メッツ
座って本や新聞を読む ………………………………………… 1.3メッツ
座っての会話，オフィスワーク ……………………………… 1.5メッツ
立った状態での会話 …………………………………………… 1.8メッツ
料理や洗濯物をたたむなどの軽い家事 ……………………… 2.0メッツ
皿洗い，アイロンがけ，立ち仕事 …………………………… 2.3メッツ
ストレッチ，キャッチボール，ゆっくりとした歩行 ……… 2.5メッツ

B. 3メッツ以上の生活活動（活発な身体活動に含まれる）

普通の速さでの歩行，屋内の掃除 …………………………… 3.0メッツ
モップがけ，軽い荷物運び …………………………………… 3.5メッツ
早歩き，自転車，雪下ろし …………………………………… 4.0メッツ

C. 3メッツ以上の運動（活発な身体活動に含まれる）

ボーリング，バレーボール …………………………………… 3.0メッツ
体操，カートを使ったゴルフ（待ち時間をのぞく）……… 3.5メッツ
早歩き，水中運動 ……………………………………………… 4.0メッツ
野球，ドッジボール …………………………………………… 5.0メッツ
ジョギング，サッカー，テニス ……………………………… 7.0メッツ
サイクリング（時速20km），水泳（クロール：ゆっくり）…… 8.0メッツ

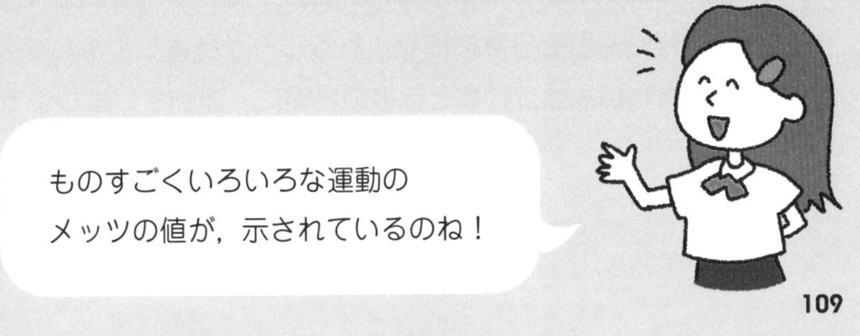

4 1回10分程度の軽い運動でも，やせる効果はある

糖尿病や動脈硬化を予防する効果も

本格的な運動をすることに気おくれしてしまうという人や，仕事がいそがしくて運動のためのまとまった時間がとれないという人も多いのではないでしょうか。そういう人は，1回10分程度の軽い運動から取り組んでみるのも一つの方法です。**研究によると，1回10分程度の軽い運動であっても，体重を減らす効果や，糖尿病や動脈硬化を予防する効果があるといわれています。**

軽い運動では，中性脂肪が使われる

筋肉（骨格筋）は，運動の強度によって，ATPを合成する際のエネルギー源を使いわけることがわかっています。ジョギングなどのはげしい運動の際には，筋肉にたくわえられているグリコーゲンを最初に使います。**一方，ウォーキングなどの軽い運動の際には，白色脂肪細胞にたくわえられている中性脂肪を優先的に使います。**そのため，1回10分程度の軽い運動であっても，効果があるのです。

運動の習慣がなかった人は，いきなりはげしい運動をするのではなく，軽い運動を日常に取り入れることからはじめましょう。仕事がいそがしい人は，仕事と仕事の合間に，運動をしましょう。

10分程度の軽い運動

1回10分程度の軽い運動として，ヨガをする人をえがきました。下の表は，健康な人のための運動量です。運動量の欄に出てくる時間は，さまざまな運動の合計時間です。

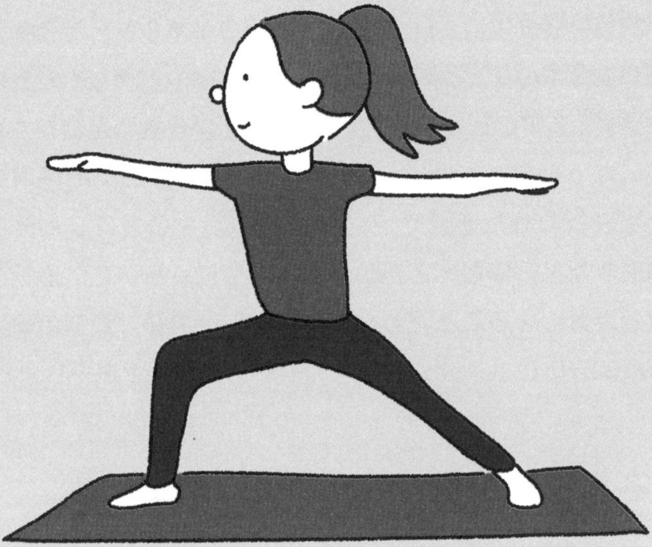

健康な人のための運動量

年齢	運動量
18歳未満	楽しく体を動かすことを毎日合計60分以上
18歳～64歳	3メッツ以上の強度の身体活動を毎日合計60分 （例：歩行30分＋ストレッチ10分＋掃除20分）
66歳以上	強度を問わない身体活動を毎日合計40分 （例：ラジオ体操10分＋歩行20分＋植物の水やり10分）

（出典：厚生労働省「健康づくりのための身体活動基準2013」）

5 有酸素運動なら，脂肪を効率よく燃焼できる

エアロビクスダンスなどが，大流行した

比較的軽い運動は，ATPを合成する際のエネルギー源として，中性脂肪や血液中のブドウ糖を，酸素とともに使います。そのため，「有酸素性運動（エアロビクス）」とよばれます。有酸素運動が注目されるようになったきっかけは，1960年代のアメリカでの肥満の問題です。当時行われた研究で，1週間に3000キロカロリー分の有酸素運動をすると，ほとんど運動しない場合にくらべて，心筋梗塞の発症数が半分になることがわかりました。その後，類似の研究があいつぎ，エアロビクスダンスなどの有酸素運動が大流行しました。

消費エネルギーが多くなるように調整

有酸素運動を無理なく効率よく行うには，目的をはっきりさせることが重要です。体重を減らすことが目的であれば，何よりも，消費エネルギーが摂取エネルギーよりも多くなるようにする必要があります。心肺機能の向上や生活習慣病の予防を目的とするなら，少し息がはずむくらいの有酸素運動を，1回30分程度行うことからはじめるのがいいといわれています。普段運動をまったくしていない場合は，軽い有酸素運動を短時間行うことからはじめて，4～6週間つづけたあと，同じ強度で時間をのばすのがよいとされています。

有酸素運動

さまざまな有酸素運動をえがきました。メッツの値は，同じ運動でも，速度によって変化します。有酸素運動は，メッツの値が比較的小さい運動（比較的軽い運動）です。

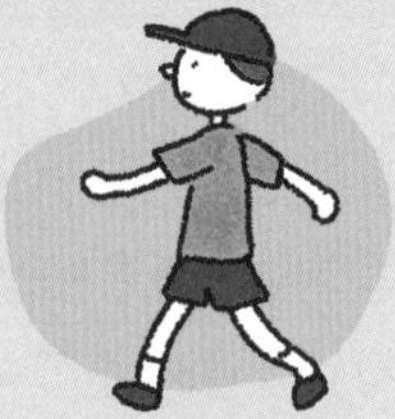

ウォーキング
（時速4キロメートル，平地）
3.0メッツ

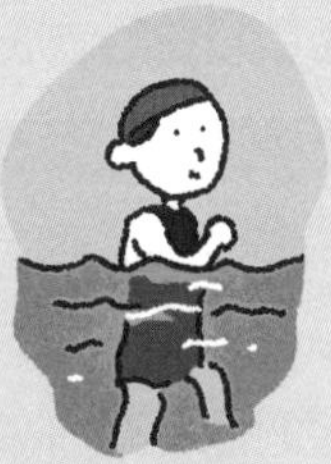

水中歩行
（ほどほどの速さ）
4.5メッツ

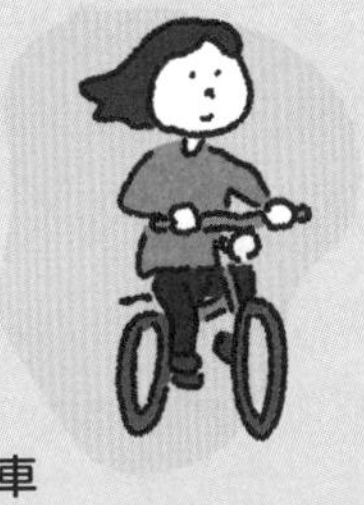

自転車
（時速16.1キロメートル未満）
4.0メッツ

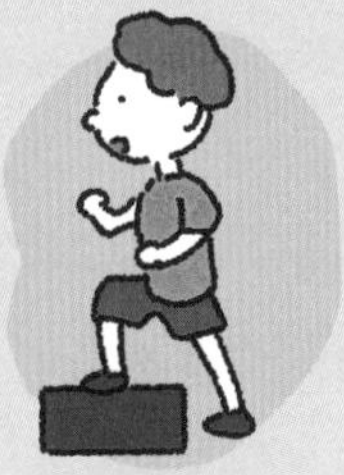

踏み段昇降
（ゆっくり）4.0メッツ，
（速い）8.8メッツ

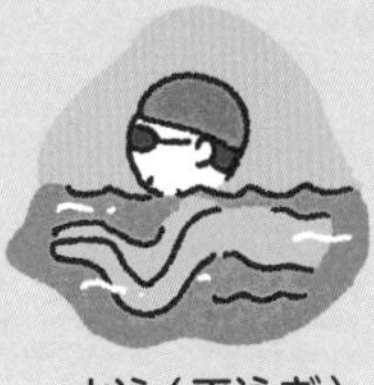

水泳（平泳ぎ）
5.3メッツ

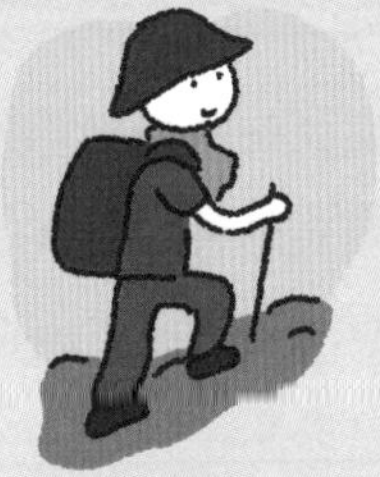

ハイキング
6.0メッツ

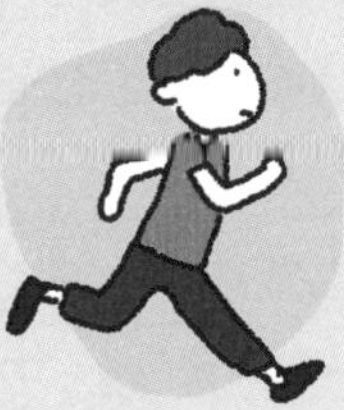

ジョギング
（時速6.4キロメートル）
6.0メッツ

注：メッツの値は，国立健康・栄養研究所の「改訂版 身体活動のメッツ（METs）表」を参照しました。
踏み段昇降のメッツの値は，「歩行（階段を上る）」の項目を参考にしました。

6 インターバル速歩を，やってみよう！

早歩き３分と普通の歩行３分を，交互に行う

ウォーキングは，誰でも取り組むことができる，手軽な運動の一つです。**そのウォーキングの効果を高める方法として注目されているのが，「インターバル速歩」です。**

インターバル速歩は，自分がややきついと感じるくらいの早歩き3分と普通の歩行3分を，交互に行う運動です。早歩き3分と普通の歩行3分を1日に5セット，1週間に4日行います。1日分は，一気に行わなくてもよく，朝と夕にわけるなどしてもかまいません。週4日がむずかしい場合は，4日分を週末にまとめて行ってもかまいません。

糖尿病や高血圧の症状を改善させる効果も

インターバル速歩は，消費エネルギーが大きいため，体重を減らす効果も高くなります。また，筋肉を大きくして体力を向上させる効果や，糖尿病や高血圧の症状を改善させる効果なども期待できるといいます。

インターバル速歩は，早歩きの速度を速くしすぎたり，早歩きの時間を長くしすぎたりすると，疲労が残って効果が下がってしまうことがわかっています。無理をせずに，つづけることが大切です。

インターバル速歩の姿勢

インターバル速歩の姿勢をえがきました。

注：信州大学大学院医学系研究科能勢博特任教授の
著書『ウォーキングの科学』を元に作成しました。

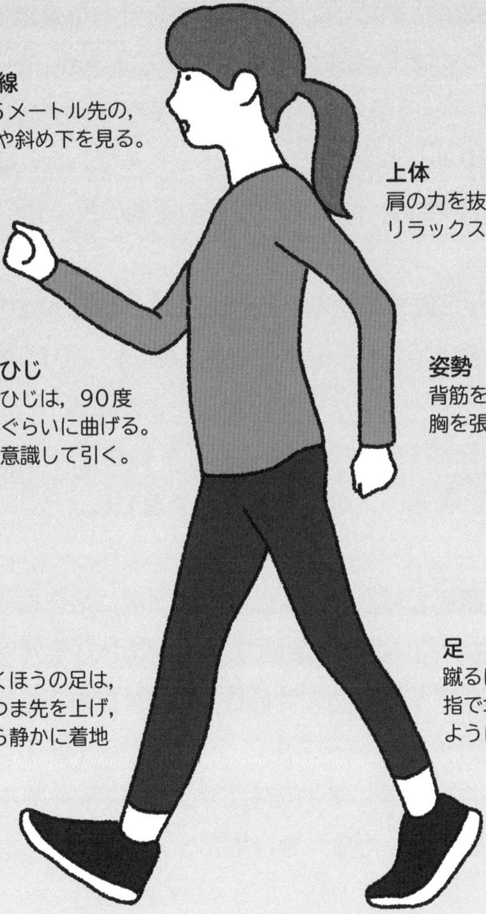

競歩

陸上競技の「競歩」は，歩く速さを全力で追求する，究極のウォーキングといえるのではないでしょうか。2021年の東京オリンピックの競歩の種目は，男子が50キロメートルと20キロメートル，女子が20キロメートルでした。このうち，男子50キロ競歩は，陸上競技で最も距離の長い種目でした。

競歩は，「最も過酷な陸上競技」といわれるほど，過酷な競技です。男子50キロ競歩の世界記録は，2014年にフランスのヨアン・ディニズ選手が記録した3時間32分33秒です。これは，時速約14.1キロで50キロを歩かないと達成できない記録です。普通の人は，走っても無理でしょう。

さらに競歩には，「どちらかの足が常に地面についていなければいけない」「地面に足がついた瞬間から足が地面と垂直になるまでひざが曲がってはいけない」などの，厳密なルールがあります。そしてレース中にルール違反が重なると，失格となってしまいます。それでもひたむきに歩く選手たち。競歩のレースをみかけたら，ぜひ応援しましょう！

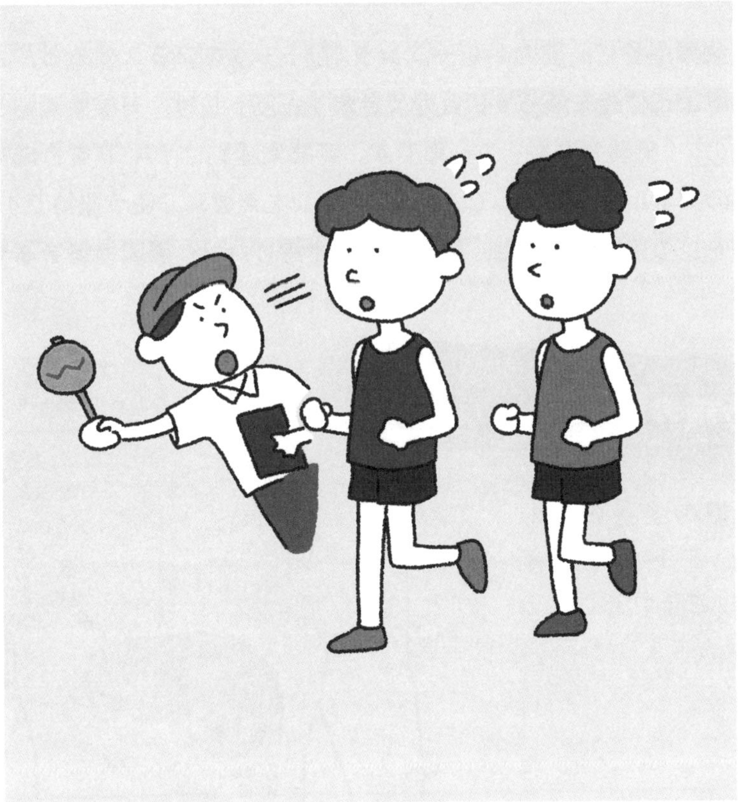

注：国際陸上競技連盟は，2022年から50キロ競歩の実施をやめています。
現在は，50キロ競歩のかわりに，35キロ競歩が実施されています。

7 有酸素運動＋筋トレで，鬼に金棒

筋肉の量を維持したり，ふやしたりする

有酸素運動に，筋力トレーニング（筋トレ）をプラスすると，より効率よく体重を減らすことができます。筋トレは，有酸素運動とは逆の，「無酸素運動」の一種です。無酸素運動は，ATPを合成する際のエネルギー源として，グリコーゲンを無酸素で使う運動です。

筋トレの最大の効果は，筋肉の量を維持したり，筋肉の量をふや

ブドウ糖の貯蔵

ブドウ糖の全身の流れ（A）と，ブドウ糖が筋肉に取りこまれるしくみ（B）をえがきました。

A. ブドウ糖の全身の流れ

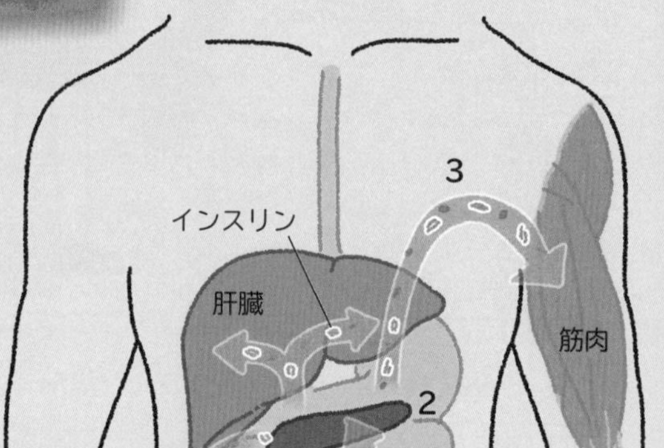

1. 小腸でブドウ糖が吸収される。2. 膵臓からインスリンが分泌される。3. インスリンが全身に届けられ，筋肉などにブドウ糖がたくわえられる。
注：膵臓は，わかりやすいように，手前にえがいています。

したりすることです。筋肉の量がふえれば，それだけ基礎代謝がふえて，消費エネルギーがふえます。また，筋トレをすること自体が運動であり，消費エネルギーをふやすことができます。

筋肉は，血液中のブドウ糖をたくわえる

筋トレで得られるメリットはほかにもあります。まず筋肉は，血液中のブドウ糖を，グリコーゲンにしてたくわえるはたらきがあります。そのため筋肉がふえると，血糖値が安定します。また，筋肉からは，100種類以上の「マイオカイン」とよばれる物質が分泌されています。そのうち，慢性的な炎症を抑制したり血糖値を下げたりする善玉の物質の分泌量が，筋トレでふえることがわかってきています。

B. ブドウ糖が筋肉に取りこまれるしくみ

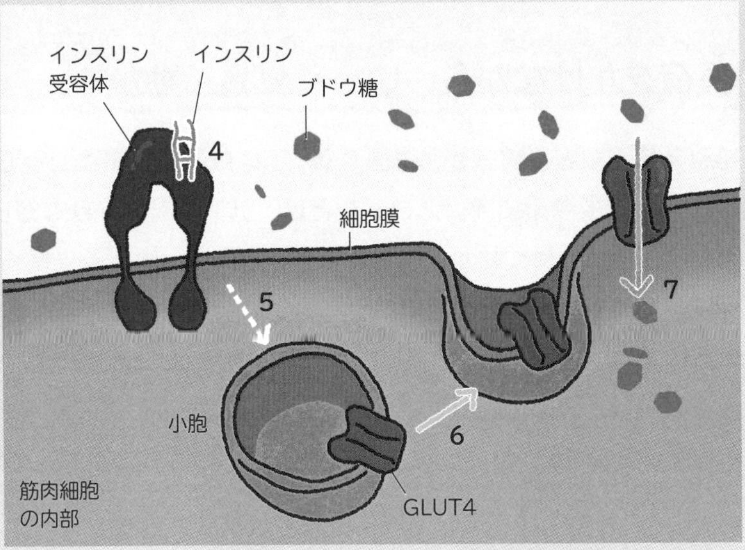

4. 筋肉の細胞がもつ受容体が，インスリンを受け取る。5. インスリンが届いたという情報が，GLUT4をもつ小胞に伝わる。6. 小胞が筋肉細胞の細胞膜と融合。7. GLUT4を通じて，ブドウ糖が筋肉細胞に取りこまれる。

8 最初に筋トレするなら，スクワットのスロトレ

初心者や高齢者，病気がある人はどうすれば

筋トレは，筋肉や関節への負荷が大きいため，やり方に気をつけないとけがにつながります。また，血圧を急上昇させるため，動脈硬化や高血圧，心臓病などがある人は，さらに注意が必要です。

では，初心者や高齢者，病気がある人は，負荷の軽い筋トレを行えばよいかというと，それも誤りです。一般的な筋トレでは，筋肉をふやすために，「1RM」の65％以上の負荷が必要とされているからです。1RMとは，バーベルやダンベルなどを1回持ち上げることができる，最大の重量のことです。

低い負荷をかけながら，ゆっくり長く動かす

初心者や高齢者，病気がある人には，「スロートレーニング（スロトレ）」がおすすめです。スロトレとは，低い負荷をかけながら，筋肉をゆっくりと長く動かす筋トレです。筋肉は，ゆっくり長く動かすと，収縮する際に筋肉内の血流量が減り，筋肉疲労が早くおきるといいます。そのためスロトレ後の筋肉は，一般的な筋トレ後の筋肉と，同じような状態になると考えられています。スロトレは，安全性が高く簡単なので，加齢による筋肉減少の予防や筋力強化，リハビリテーションなどに，広く応用できます。

とくに重要な足腰の筋肉

立ったり歩いたりするために，重要な筋肉をえがきました。筋トレを行う際は，これらの筋肉を意識しましょう。

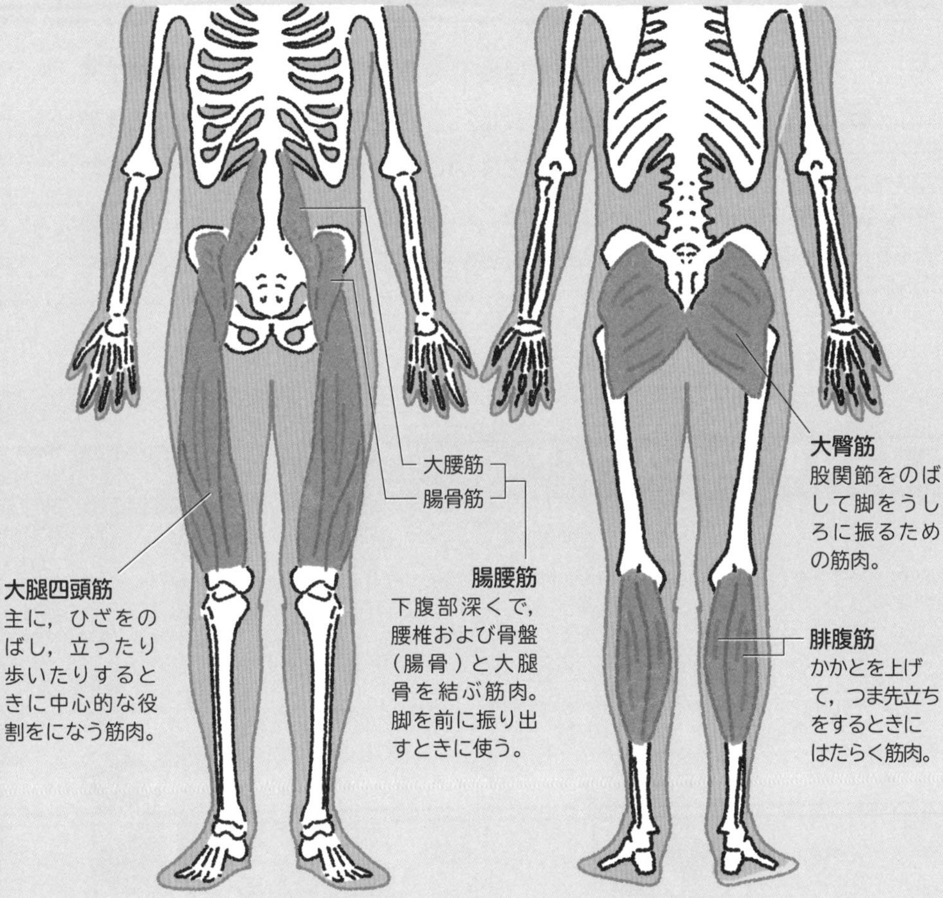

前側　　うしろ側

9 スクワットのスロトレを，やってみよう！

しゃがむのに４秒，体をおこすのに４秒

スロトレを，器具を使わず自分でやるなら，スクワットがおすすめです。スクワットのスロトレは，ひざを曲げてしゃがむのに４秒程度，ひざをのばして体をおこすのに４秒程度かけ，ひざを完全にのばさずに止めるのがコツです。一般的な筋トレもスロトレも，毎日やらずに，間隔をあけて週２～３回行うのがよいとされています。

イスを使ったスクワット

１回のトレーニングで，１セット10回程度を，
２～３セット行うと効果が期待できます。

1

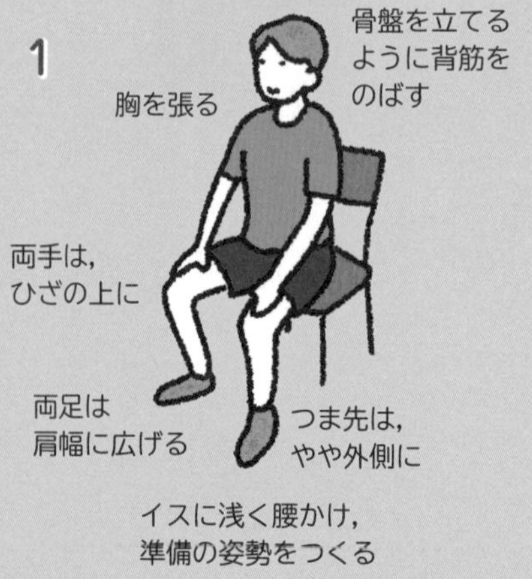

イスに浅く腰かけ，準備の姿勢をつくる

2

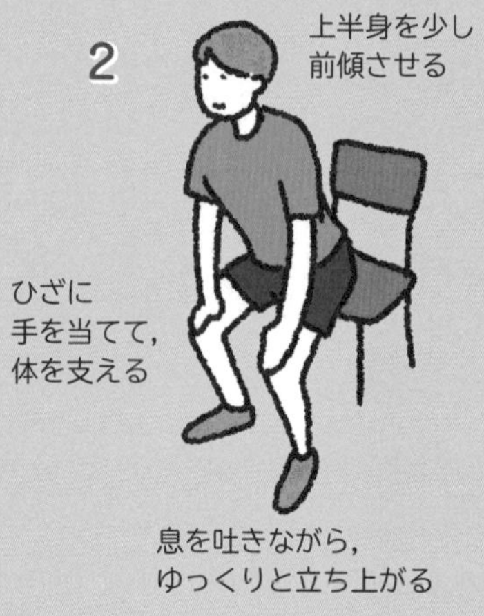

息を吐きながら，ゆっくりと立ち上がる

イスを使わないスクワット

1回のトレーニングで，1セット10回程度を，
2～3セット行うと効果が期待できます。

1

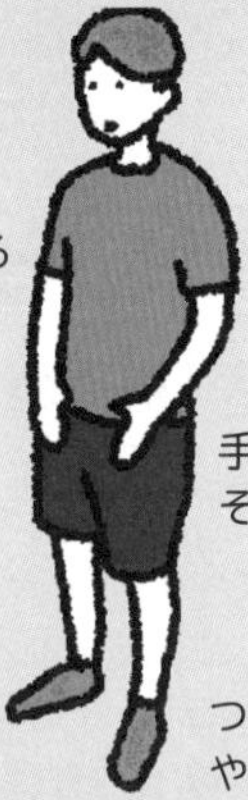

足は肩幅に広げ，つま先を
やや外側に向けて立つ

2

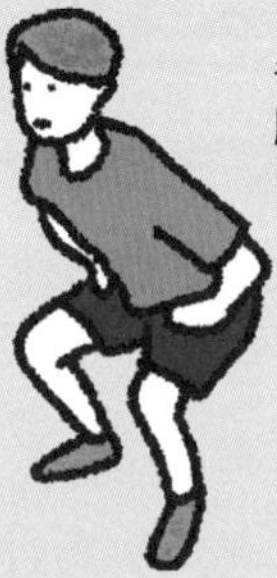

前傾姿勢で息を吸いながら，
ゆっくり腰を下げる

3

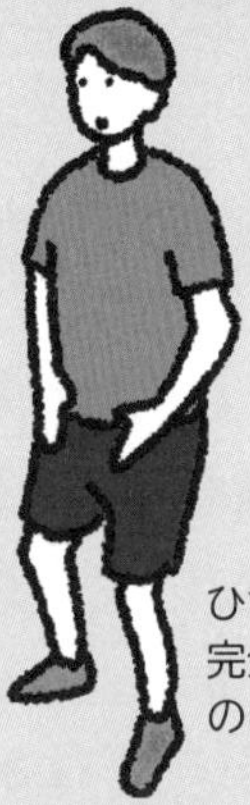

息を吐きながら，
ゆっくり立ち上がる

3

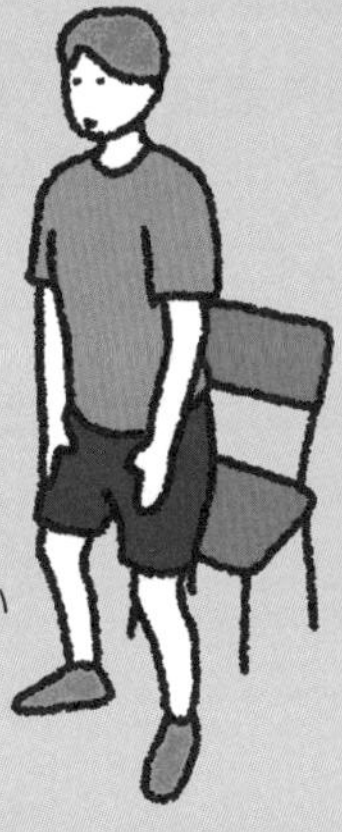

立ち上がった
ところで止まる

4

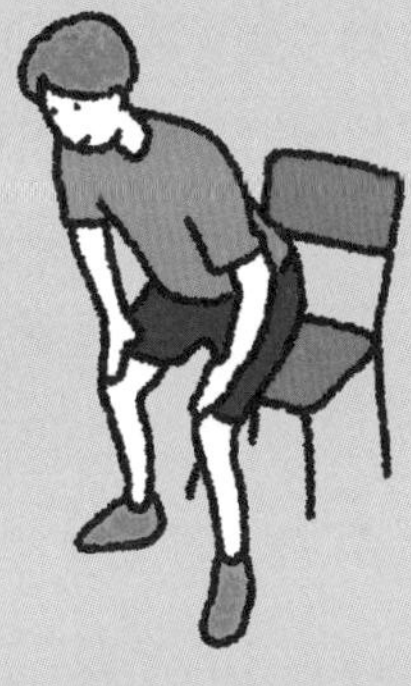

息を吸いながら
ゆっくりとイスに座る

10 ストレッチで，筋肉の柔軟性を高めよう！

関節の可動域が，せまくなってしまう

筋肉は，量とともに，質を維持することもたいせつです。筋肉の質を示す指標の一つに，「筋肉の柔軟性」があります。筋肉の柔軟性は，筋肉の伸び縮みのしやすさを意味します。

筋肉の柔軟性は，日常生活で同じ姿勢をつづけたり，トレーニングで同じ動作をつづけたりすると，失われてしまいます。また，加齢によっても低下します。そのままにしておくと，関節の可動域がせまくなってしまいます。

「動的ストレッチ」と「静的ストレッチ」がある

筋肉の柔軟性は，柔軟運動で改善することが可能です。柔軟運動には，大きく分けて，「動的ストレッチ」と「静的ストレッチ」があります（右の表）。どちらのストレッチにも共通なのは，息を止めずに，細く長く呼吸しながら行う点です。息を止めると，体が自然と緊張状態になり，筋肉がかたくなってしまうからです。

特別な器具を必要としない柔軟運動は，リフレッシュやリラックスしたいときに，短時間で行うことができます。運動前後だけでなく，起床後や仕事の合間，就寝前などにも，ストレッチを取り入れてみましょう。

2種類のストレッチ

動的ストレッチと静的ストレッチの，主なちがいをまとめました。目的に応じて，使い分けるとよいでしょう。

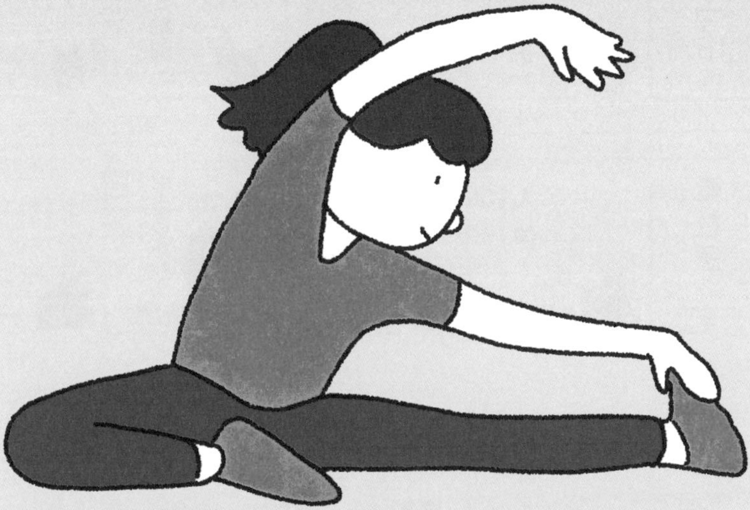

	動的ストレッチ	静的ストレッチ
概要	全身の動きにあわせて関節をくりかえし動かすことで，目的の筋肉を伸縮させます。ジョギングしながらリズミカルに足を回したり開いたりする，「ブラジル体操」などがあります。	勢いや反動をつけずに，目的の筋肉をゆっくり伸ばします。痛みを感じる寸前で動きを止めて，30秒ほどその姿勢を維持します。その後は，ゆっくり息を吐きながら姿勢を元にもどします。
行うタイミング	運動の前がよいとされています。	運動のあとがよいとされています。
効果	心拍数，血流，体温を上げながら四肢の可動域を広げることができるため，けがや急激な血圧上昇などの予防になります。体を興奮状態にみちびく自律神経である「交感神経」を優位にするため，気力を高める効果も期待できます。	筋肉痛を予防します。体をリラックス状態にみちびく自律神経である「副交感神経」を優位にするため，体温や心拍数を落ち着かせて，心身をリラックスさせる効果もあります。

ニュートン式 超図解 最強に面白い!!

書籍の「ニュートン式 超図解　最強に面白い!!」シリーズは，「やさしく親しみやすいイラスト」と「簡潔な文章」にくわえて，「コラム」や「4コマ漫画」，「個性的なキャラクター」などの“最強に面白い”要素が満載です。初めて学ぶ中学生・高校生はもちろんのこと，もう一度学び直したい人にも最強におすすめのシリーズです！　各A5判・128ページ　858～990円（税込）

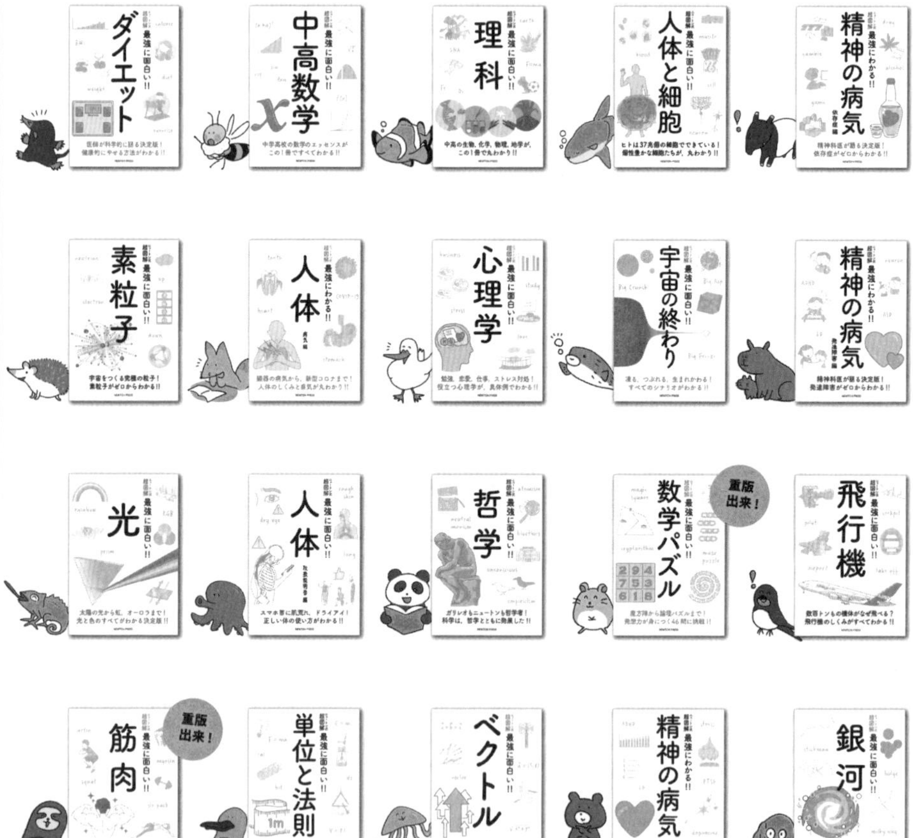

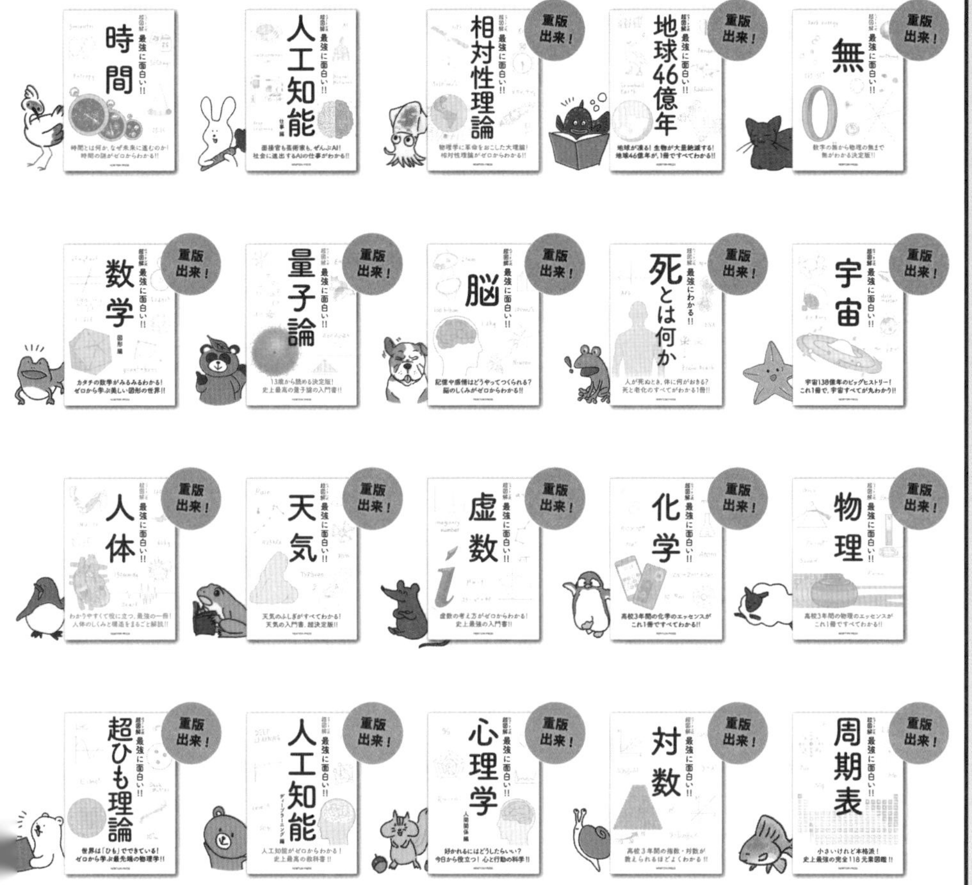

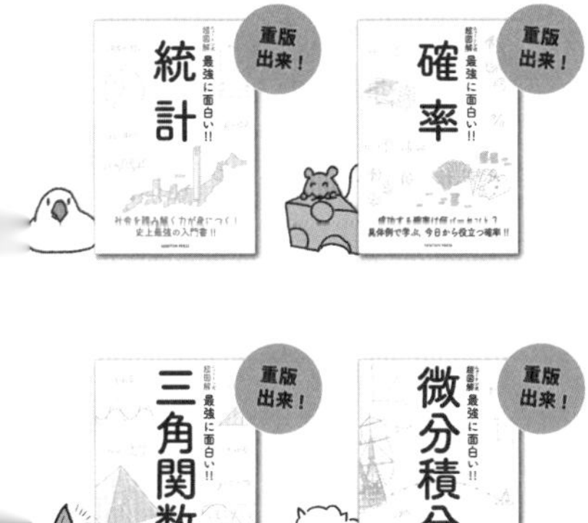

本シリーズは，こんな本です！

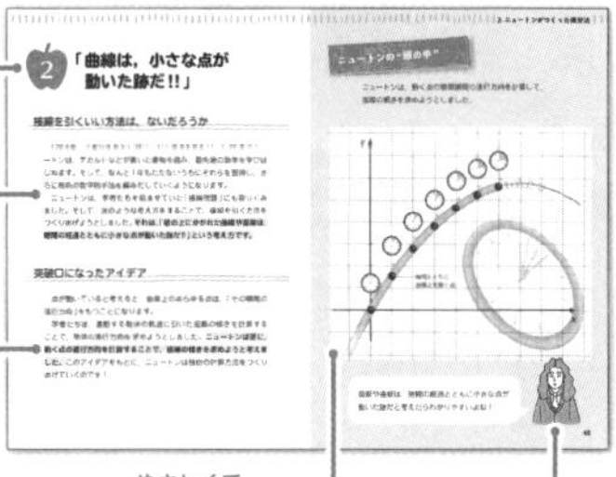

1見開き1テーマで，読み進めやすい

文字量少なめで，すぐ読める本文

大事なところにはマーカーが引いてあります！

やさしくて親しみやすいイラスト

アイザック・ニュートンほか，個性的なキャラクターがたくさん登場！

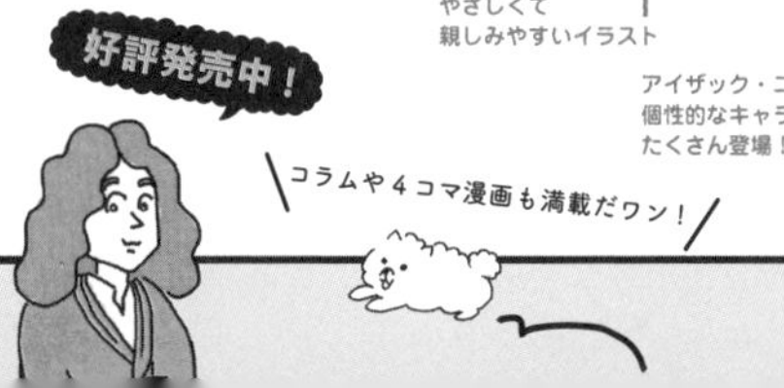

Staff

Editorial Management　木村直之
Editorial Staff　井手 亮，竹村真紀子
Cover Design　田久保純子
Editorial Cooperation　株式会社 オフィス201（高野恵子，新留華乃）

Photograph

23　川崎病院 善積 透
107　徳永勝人

Illustration

表紙カバー　羽田野乃花，黒田清桐さんのイラストを元に羽田野乃花が作成
表紙　羽田野乃花，黒田清桐さんのイラストを元に羽田野乃花が作成
3~4　羽田野乃花
5　羽田野乃花，黒田清桐さんのイラストを元に羽田野乃花が作成
6~7　羽田野乃花
11　門馬朝久さんのイラストを元に羽田野乃花が作成
13~17　羽田野乃花
18　門馬朝久さんのイラストを元に羽田野乃花が作成
21~38　羽田野乃花
41　黒田清桐さんのイラストを元に羽田野乃花が作成
43~75　羽田野乃花
77　黒田清桐さんのイラストを元に羽田野乃花が作成
79~117　羽田野乃花
118~119　羽田野乃花（①）
121　羽田野乃花
122~123　NADARAKA.Inc さんのイラストを元に羽田野乃花が作成
125　羽田野乃花

①：BodyParts3D, Copyright © 2008 ライフサイエンス統合データベースセンター licensed by CC 表示－継承 2.1 日本 (http://lifesciencedb.jp/bp3d/info/license/index.html)

監修（敬称略）：
徳永勝人（大阪トヨタ自動車健康管理室室長）

本書は主に，Newton 別冊『肥満のサイエンス』の一部記事を抜粋し，
大幅に加筆・再編集したものです。

初出記事へのご協力者（敬称略）：
石井直方（東京大学名誉教授）
上西一弘（女子栄養大学栄養学部栄養生理学研究室教授）
江崎 治（昭和女子大学生活科学部健康デザイン学科教授）
尾池雄一（熊本大学大学院生命科学研究部分子遺伝学講座教授）
片桐秀樹（東北大学大学院医学系研究科糖尿病代謝内科学分野教授）
高田明和（NPO法人「食と健康プロジェクト」理事長，浜松医科大学名誉教授）
田中茂穂（女子栄養大学栄養学部教授）
徳永勝人（大阪トヨタ自動車健康管理室室長）
中村 正（医療法人川崎病院院長）
能勢 博（信州大学大学院医学系研究科特任教授）
堀尾武史（石切生喜病院副院長・教育研修センター長）
箕越靖彦（自然科学研究機構生理学研究所発達生理学研究系生殖・内分泌系発達機構研究部門教授）
宮崎 滋（結核予防会総合健診推進センター所長）
宮崎 徹（一般社団法人AIM医学研究所代表理事・所長）
山田和彦（女子栄養大学栄養学部生化学研究室教授）

ニュートン式
超図解 最強に面白い!!
ダイエット

2022年10月15日発行

発行人　高森康雄
編集人　木村直之
発行所　株式会社 ニュートンプレス　〒112-0012 東京都文京区大塚3-11-6
https://www.newtonpress.co.jp/

ISBN978-4-315-52611-0